喘息診療
実践ガイドライン
2022

Practical Guidelines for Asthma Management 2022

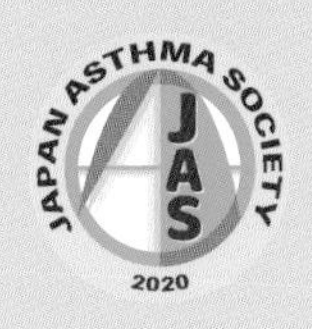

作成：一般社団法人日本喘息学会
監修：相良博典/東田有智

協和企画

喘息診療実践ガイドライン2022　作成委員・執筆協力者等一覧

日本喘息学会理事長

東田　有智　近畿大学病院

日本喘息学会ガイドライン作成委員会委員長

相良　博典　昭和大学医学部内科学講座呼吸器・アレルギー内科学部門

日本喘息学会ガイドライン作成委員会委員（五十音順）

足立　雄一　富山大学医学部小児科学教室

石浦　嘉久　関西医科大学総合医療センター呼吸器膠原病内科

石塚　　全　福井大学医学系部門内科学（3）分野

金子　　猛　横浜市立大学大学院医学研究科呼吸器病学教室

金廣　有彦　姫路聖マリア病院アレルギー疾患総合診療部門

權　　寧博　日本大学医学部内科学系呼吸器内科学分野

近藤りえ子　藤田医科大学／近藤内科医院

佐野　博幸　近畿大学病院アレルギーセンター

関谷　潔史　国立病院機構相模原病院アレルギー・呼吸器科／臨床研究センター気管支喘息研究室

多賀谷悦子　東京女子医科大学内科学講座呼吸器内科学分野

滝沢　琢己　群馬大学大学院医学系研究科小児科学分野

田中　明彦　昭和大学医学部内科学講座呼吸器・アレルギー内科学部門

長瀬　洋之　帝京大学医学部内科学講座呼吸器・アレルギー学

永田　　真　埼玉医科大学病院呼吸器内科／アレルギーセンター

久田　剛志　群馬大学医学部附属病院呼吸器・アレルギー内科／群馬大学大学院保健学研究科

保澤総一郎　広島アレルギー呼吸器クリニック

堀口　高彦　豊田地域医療センター／藤田医科大学

宮原　信明　岡山大学病院呼吸器・アレルギー内科／岡山大学学術研究院保健学域検査技術科学分野

迎　　　寛　長崎大学大学院医歯薬学総合研究科呼吸器内科学分野（第二内科）

山口　正雄　帝京大学ちば総合医療センター内科（呼吸器）

横山　彰仁　高知大学医学部呼吸器・アレルギー内科学

吉原　重美　獨協医科大学医学部小児科学

執筆協力者（五十音順）

尾長谷　靖　長崎大学大学院医歯薬学総合研究科呼吸器内科学分野（第二内科）

妹尾　　賢　岡山大学学術研究院医歯薬学域血液・腫瘍・呼吸器内科学

谷口　暁彦　国立病院機構福山医療センター呼吸器内科

中込　一之　埼玉医科大学病院呼吸器内科／アレルギーセンター

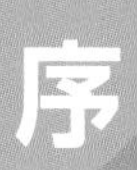

序

全世界においてアレルギー疾患は増加し続けており，喘息患者も同様でわが国の喘息患者数は1000万人ともいわれています．このように喘息は“common disease”でありますが，病態も未だ解明されていない部分もあります．そこで，2020年4月に一般社団法人日本喘息学会（Japan Asthma Society, JAS）を設立しました．

ここにJASが掲げる目標を示します．

・「2028年までに喘息死を半減する」ことをアレルギー疾患対策の政策目標とする．
・喘息について科学的知見に基づく情報提供と適切な治療の推進を重点政策とする．
・非専門医の日常診療に役立つ「喘息診療・治療ガイドライン」を作成する．

わが国において，1993年『アレルギー疾患ガイドライン』（牧野荘平・獨協医科大学）が発刊されて以降，吸入ステロイド薬（ICS）およびICS/長時間作用性β_2刺激薬（LABA）配合剤などの普及により，それまで7,000人前後であった喘息死も，直近では1,200人以下にまで劇的に減少してきています．しかし，喘息死の減少に比し，喘息症状コントロールは未だ十分とはいえないのが現状です．この理由として，喘息の診断の困難さがあります．喘息診断には呼吸機能検査（気道過敏性検査，気道可逆性検査など）が必須ですが，一般診療ではほとんど施行されていません．また，治療においても重症度に応じた“stepwise approach”であり，一般診療に即しているとはいえないと考えます．

そこで，JASでは2021年7月に『喘息診療実践ガイドライン2021』（Practical Guidelines for Asthma Management 2021, PGAM2021）を発刊しました．

このガイドラインでは「一般診療下での喘息診断をいかに行うか？」という点において，診断においては問診の重要性を中心に据え，また治療においては“stepwise approach”は喘息治療には向いていないことが報告されている[1)]ことから，このガイドラインでは今後の喘息治療として“Precision medicine”，“Treatable trait approach”が必要と考えて作成しました．

今回，JASではPGAM2021の改訂版としてPGAM2022を発刊することになりました．

主な改訂ポイントは以下のようになります．

・喘息の気道炎症メカニズムに生物学的製剤に関する知見を追記した．
・喘息治療のフローチャートにおいて長時間作用性抗コリン薬（LAMA）とトリプル製剤の記載を追加した．
・慢性咳嗽治療的診断フローを簡略化した．
・喘息治療のフローチャートにおいてACTでコントロールの評価を行う際に，単に数値だけで評価するのではなく使用薬剤を参考に評価する記載を追加した．
・生物学的製剤一覧表において薬剤選択のフローを作成して指標を示した．また，各薬剤を使用することによるステロイド減量効果および呼吸機能改善効果を再検討した.
・合併症としての COPD において ACO の概念に触れながら内容を拡充させた.
改訂版において下記の項目を新規に作成しました.
・治療における「ステップダウン」の手法について具体的にフローを作成した.
・「移行期医療」について呼吸器内科と小児科双方の視点から解説した.
・「アスリート喘息」についてその特徴と対応や予防について解説した.
・「高齢者喘息」について注意すべきポイントを解説した.
・「ウイルス感染」について COVID-19 などの呼吸器感染症を記載した.
・「ABPM」,「EGPA」について記載した.
なお, PGAM は成人喘息を中心として解説していますが, 一部必要な箇所には小児喘息を別個に記述しています.
小児科領域については下記の解説を付記しました.
・乳幼児はウイルス性喘鳴が多いことから LTRA から治療を始める.
・学童はアトピー型喘息が多いことから ICS から治療を始める.
・「LTRA+ICS/LABA」の併用でもコントロール不良の場合は専門医へ紹介する.
・小児の重症喘息には生物学的製剤を導入する.
・小児喘息の急性増悪, 中発作の第一選択薬は β_2 刺激薬吸入である.
・β_2 刺激薬を 20～30 分ごとに 3 回吸入しても不変・悪化する場合には入院加療とする.
・乳幼児・学童のネブライザーの吸入量は「生食 2 mL+プロカテロール 0.3 mL」である.
・入院治療の適応は, ①大発作, ②外来治療で反応が悪い場合, ③ 2 歳未満の中発作以上で β_2 刺激薬吸入の反応が悪い場合である.

読者の方々には, この PGAM2022 をご活用いただき, 喘息診療のさらなる向上を医療者の皆様と共に目指していきたいと考えておりますので今後共宜しくお願い申し上げます.

最後に, この PGAM2022 作成にご尽力いただいた相良博典委員長はじめ, 委員の先生方および㈱協和企画各位に深謝申し上げます.

1) Shaw DE, Heaney LG, Thomas M, et al. Balancing the needs of the many and the few: where next for adult asthma guidelines? Lancet Respir Med. 2021; 9: 786-94.

2022 年 7 月

一般社団法人日本喘息学会
理事長　東田有智

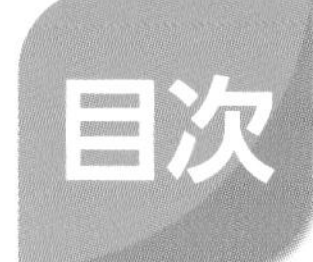

目次

1　喘息の病態

2　喘息の診断

3　検査・評価

4　治療

5　合併症・喘息の側面

6　その他

本書における主な略語一覧

略語	和文表記	英文表記
ACO	喘息・COPD オーバーラップ	asthma-COPD overlap
ACT	喘息コントロールテスト	asthma control test
AIT	アレルゲン免疫療法	allergen immunotherapy
C-ACT	喘息コントロールテスト（小児用）	childhood asthma control test
COPD	慢性閉塞性肺疾患	chronic obstructive pulmonary disease
DPI	ドライパウダー定量吸入器	dry powder inhaler
FeNO	呼気中一酸化窒素濃度	fractional exhaled nitric oxide
FEV_1	1 秒量	forced expiratory volume in one second
FSSG 問診票	胃食道逆流症問診票	frequency scale for the symptoms of GERD
FVC	努力肺活量	forced vital capacity
GERD	胃食道逆流症	gastro esophageal reflux disease
ICS	吸入ステロイド薬	inhaled corticosteroid
IL	インターロイキン	interleukin
ILC2	2 型自然リンパ球	group 2 innate lymphoid cells
LABA	長時間作用性 β_2 刺激薬	long-acting β_2-agonist
LAMA	長時間作用性抗コリン薬	long-acting muscarinic antagonist
LT	ロイコトリエン	leukotriene
LTRA	ロイコトリエン受容体拮抗薬	leukotriene receptor antagonist
MBP	主要塩基性タンパク質	major basic protein
NSAIDs	非ステロイド性抗炎症薬	non-steroidal anti-inflammatory drugs
OCS	経口ステロイド薬	oral corticosteroid
PEF	ピークフロー	peak expiratory flow
PG	プロスタグランジン	prostaglandin
pMDI	加圧噴霧式定量吸入器	pressurized metered-dose inhaler
PPI	プロトンポンプ阻害薬	proton pump inhibitor
SABA	短時間作用性 β_2 刺激薬	short-acting β_2-agonist
SACRA 質問票	喘息コントロール・アレルギー性鼻炎質問票	self-assessment of allergic rhinitis and asthma questionnaire
SCIT	皮下免疫療法	subcutaneous immunotherapy
SLIT	舌下免疫療法	sublingual immunotherapy
SMART	スマート療法	single maintenance and reliever therapy
SMI	ソフトミスト定量吸入器	soft mist inhaler
TGF-β	形質転換増殖因子ベータ	transforming growth factor-β
TSLP	胸腺間質性リンパ球新生因子	thymic stromal lymphopoietin

1 喘息の病態

- 病因アレルゲンが明確な「アトピー型喘息」(図 1-1 左部分）と，明確でない「非アトピー型喘息」(図 1-1 右部分）がある．
- アトピー型は小児喘息の大多数，成人でも過半数を占める．
- 基礎病態は，主として「2 型免疫反応」が関与する気道の慢性炎症であり，アレルギー性炎症とも呼ばれる．
- 気道にリンパ球〔Th2 細胞あるいは 2 型自然リンパ球（group 2 innate lymphoid cells, ILC2)〕，マスト細胞，好酸球などの集積が認められる．
- マスト細胞や好酸球からのメディエーターなどにより，気流制限，気道過敏性の亢進，非可逆的な気道構造改変（リモデリング）が生じる．

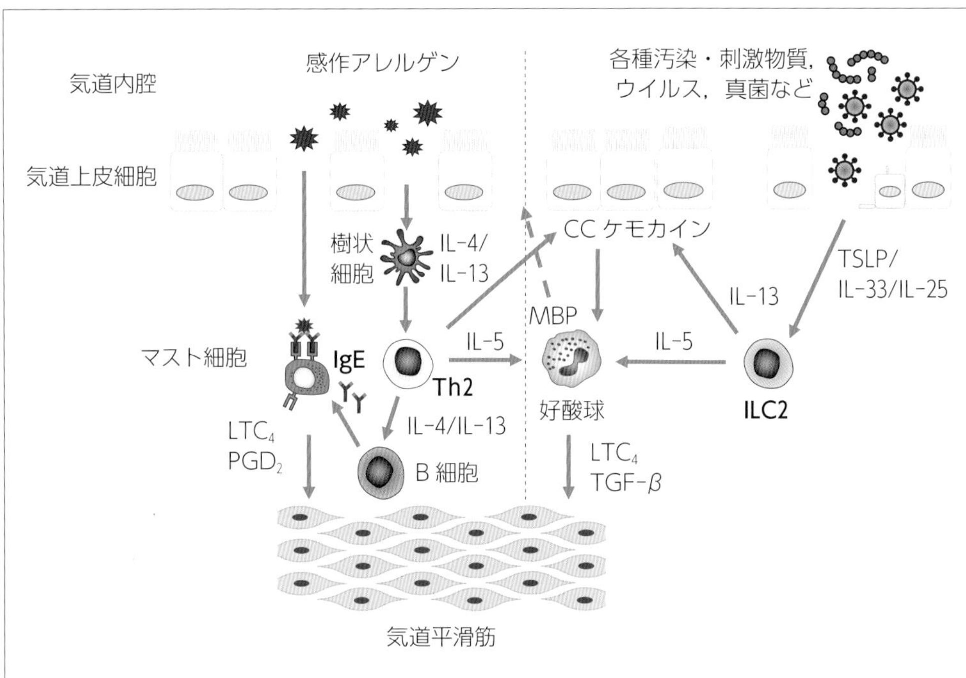

図 1-1　喘息の気道炎症の基本メカニズム

1-1　アトピー型喘息（図 1-1 左部分）

- 多くは家塵ダニへの感作例である．
- わが国では春季にはスギ花粉・ヒノキ花粉に影響される例がある．
- 真菌感作例や飼育中のイヌやネコ，モルモット，ハムスター，ウサギなどの有毛ペットへの感作例では重症化しやすい．

- 感作アレルゲンへの曝露は，特異的 IgE 抗体を介しマスト細胞を活性化する．
- 活性化マスト細胞はシステイニル・ロイコトリエン（cysLTs）などを産生して気道平滑筋を収縮させる．
- アレルゲン曝露はまた，抗原提示細胞を介して Th2 細胞を活性化させる．
- Th2 細胞から産生される IL-4，IL-5，IL-13 などが好酸球性炎症を調節する．
- 好酸球も cysLTs などを放出して気流制限に関与する．
- 好酸球の major basic protein（MBP）などの特異顆粒タンパクは気道上皮を剥離させ，知覚神経末端を露出させるなどして気道過敏性を亢進させる．
- マスト細胞や好酸球はまた TGF-β などを放出し，基底膜下層肥厚や平滑筋層肥厚などの気道リモデリング形成に寄与する．
- 上記の Th2 系免疫応答は基本的にステロイド感受性を示す．
- 夜間はコルチゾールとアドレナリンのレベルが低下し，一方で生活環境アレルゲンに曝露し続けることなどで，症状は夜間から明け方に表現されやすい．

1-2 非アトピー型喘息（図 1-1 右部分）

- 感作アレルゲンが同定されない非アトピー型喘息では，2 型自然リンパ球（group 2 innate lymphoid cells, ILC2）などが関与する．
- ILC2 は気道上皮細胞などから遊離される TSLP，また IL-33 などによって活性化し，IL-5 や IL-13 を産生して好酸球性気道炎症を誘導する．
- ILC2 は TSLP と IL-33 の両者への共曝露によりステロイド抵抗性を獲得する．重症喘息の気道では TSLP も IL-33 も増加していることが報告されている．

1-2-1 一部の重症喘息の機序

- 重症喘息の一部では，アレルギー性炎症以外の病像がしばしば認められる．
- しばしば好中球性気道炎症が見られることが確認されている．
- 好中球性気道炎症を示す症例の一部では好酸球も増加し，「混合顆粒球型気道炎症」と表現される．
- これらはステロイド療法への感受性が低く，また生物学的製剤の適応とならない場合が多いため，マクロライド系抗菌薬の長期投与などが試みられることがある．

1-2-2 急性増悪（発作）時の病態

- 急性増悪（発作）の要因としては，アレルゲン曝露やウイルス感染などが重要である．
- アレルゲン曝露による炎症増悪の機序は，アレルギー性炎症の増強が中心的役割を果たす．
- ウイルス感染時の喘息気道では，Th1 系免疫が発動するとともに，好中球の集積と，好酸球集積の増強が観察される．

2 喘息の診断

2-1 問診

- 喘息は小児から高齢者まですべての年代において発症し得る疾患である.
- 喘息の診断には臨床症状が重要であるため，詳細な問診が必要である.
- 喘息の診断には“ゴールドスタンダード”となり得る客観的な指標はない.
- 喘息を疑う症状（喘鳴，咳嗽，喀痰，胸苦しさ，息苦しさ，胸痛）がある場合にはチェックリスト（**表 2-1**）に従い問診を行う.
- 喘息症状の中で最も特異性が高いのは“喘鳴”であり，頻度が高いのは“咳嗽”である.

表 2-1　喘息を疑う患者に対する問診チェックリスト

大項目		■　喘息を疑う症状（喘鳴，咳嗽，喀痰，胸苦しさ，息苦しさ，胸痛）がある.
小項目	症状	□ 1　ステロイドを含む吸入薬もしくは経口ステロイド薬で呼吸器症状が改善したことがある.
		□ 2　喘鳴（ゼーゼー，ヒューヒュー）を感じたことがある.
		□ 3　3 週間以上持続する咳嗽を経験したことがある.
		□ 4　夜間を中心とした咳嗽を経験したことがある.
		□ 5　息苦しい感じを伴う咳嗽を経験したことがある.
		□ 6　症状は日内変動がある.
		□ 7　症状は季節性に変化する.
		□ 8　症状は香水や線香などの香りで誘発される.
	背景	□ 9　喘息を指摘されたことがある（小児喘息も含む）.
		□ 10　両親もしくはきょうだいに喘息がいる.
		□ 11　好酸球性副鼻腔炎がある.
		□ 12　アレルギー性鼻炎がある.
		□ 13　ペットを飼い始めて 1 年以内である.
		□ 14　血中好酸球が 300/μL 以上.
		□ 15　アレルギー検査（血液もしくは皮膚検査）にてダニ，真菌，動物に陽性を示す.
大項目＋小項目（いずれか 1 つ以上）があれば喘息を疑う　→　図 2-1　喘息の診断アルゴリズム		

2-2 喘息の臨床診断

- 成人における喘息の診断手順を**図 2-1** に示す.
- 胸部エックス線検査や CT などで器質的疾患を除外する.
- 臨床診断では，初期治療として中用量以上の吸入ステロイド薬（ICS）/長時間作用性 β_2 刺激薬（LABA）配合剤の反応性（臨床症状の改善）が重要であり，反応性が良好であればあるほど喘息の診断が確実となる．軽症～中等症喘息は中用量 ICS/LABA により 3～7 日程度で呼吸機能，コントロール状態の改善効果がある[1].
- 症状が重篤な場合（症状が毎日あり日常生活に制限が生じる場合）は高用量 ICS/

《成人》

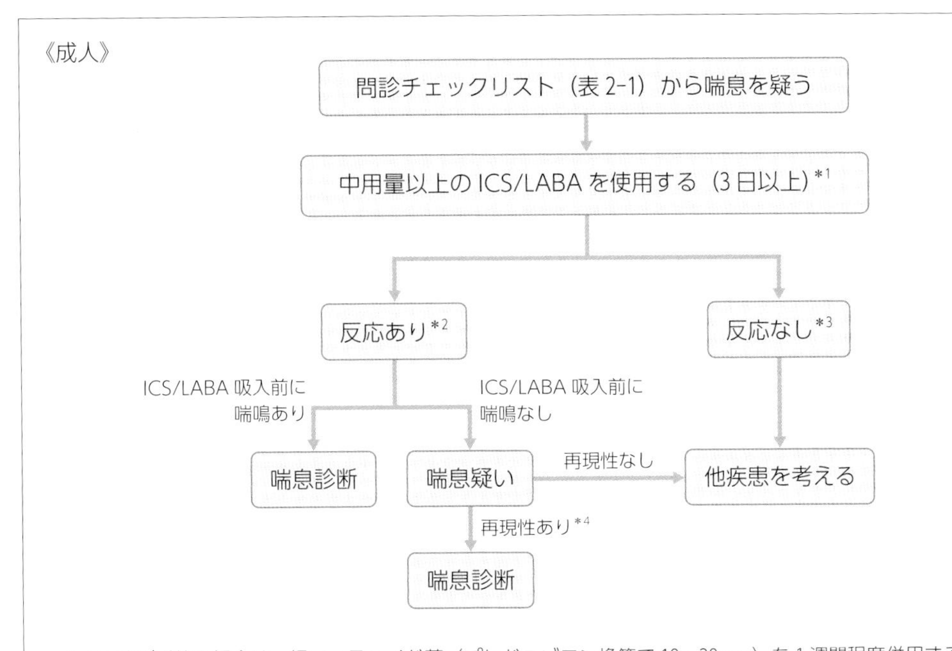

＊1：症状が重篤な場合は，経口ステロイド薬（プレドニゾロン換算で 10～30 mg）を 1 週間程度併用する．

＊2：次に示すいずれかの所見がある場合は喘鳴と関係なく喘息と診断する．

1) ICS/LABA 使用前後で 1 秒量（FEV_1）が 12%以上かつ 200 mL 以上の改善

2) FeNO＞50 ppb

3) 血中好酸球＞300/μL（喀痰中好酸球 3%以上の代用マーカー[2)]）

＊3：症状が重篤である場合は，喘息であっても ICS/LABA の効果が乏しい場合がある．

＊4：再現性を調べる際には，「ICS＋LABA」の再投与前に気管支拡張薬とヒスタミン H_1 受容体拮抗薬を投与して治療効果を確認すると，咳喘息とアトピー咳嗽の鑑別診断が可能になる．

《小児》

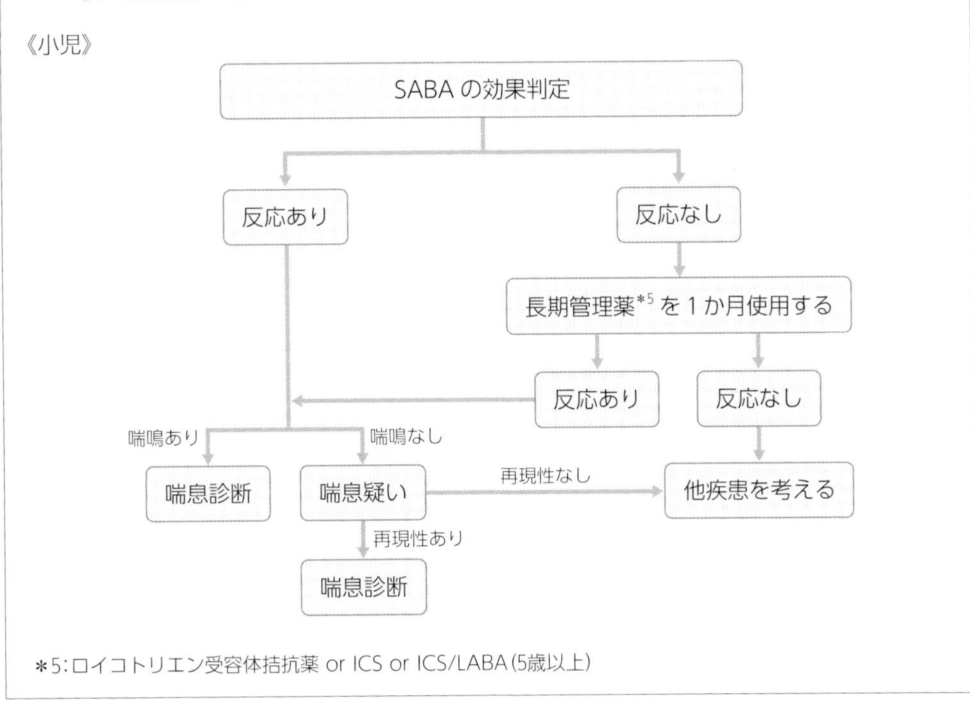

＊5：ロイコトリエン受容体拮抗薬 or ICS or ICS/LABA（5歳以上）

図 2-1　喘息の診断アルゴリズム

LABAに経口ステロイド薬（PSL換算で10～30 mg）を1週間程度併用する．

- 補助診断として，ICS/LABAの開始前後で呼吸機能検査，開始前に末梢血好酸球，呼気中一酸化窒素濃度（FeNO）を測定することが望ましい（図2-1 ＊2に評価を詳述）．
- ICS/LABAが有効であっても臨床症状に喘鳴がない場合は「喘息疑い」として，診断には再現性の確認を要する．好酸球性（細）気管支炎やアトピー咳嗽でも効果が得られるため，喘鳴がない場合は低用量ICS/LABAまたはICS単剤で経過観察する．
- 喫煙歴（10 pack・年以上）がある場合は呼吸機能検査を実施してCOPDとの鑑別（合併を含む）を行う．

1）Lalloo UG, Malolepszy J, Kozma D, et al. Budesonide and formoterol in a single inhaler improves asthma control compared with increasing the dose of corticosteroid in adults with mild-to-moderate asthma. Chest. 2003; 123: 1470-7.
2）Wagener AH, de Nijs SB, Lutter R, et al. External validation of blood eosinophils, FE(NO) and serum periostin as surrogates for sputum eosinophils in asthma. Thorax. 2015; 70: 115-20.

2-3　「狭義の」慢性咳嗽の鑑別診断（特に咳喘息とアトピー咳嗽の診断について）

- 8週間以上持続する咳嗽を「慢性咳嗽」と定義する．咳嗽のうち，医療面接，胸部単純エックス線写真やスパイロメトリーなどの一般検査や身体所見から原因（疾患）が特定できない咳嗽を「狭義の」咳嗽と呼び，プライマリーケアでは原因が明らかでない「長引く咳」としてしばしば問題となる．一方，原因が容易に特定できる咳嗽は「広義の」咳嗽である（日本呼吸器学会『咳嗽・喀痰の診療ガイドライン2019』，日本咳嗽学会『専門医のための遷延性・慢性咳嗽の診断と治療に関する指針2021年版』）．注意点を**表2-2**にチェックリストとして示す．
- 「狭義の」慢性咳嗽の主な疾患として，咳喘息，アトピー咳嗽/喉頭アレルギー，胃食道逆流症（GERD），副鼻腔気管支症候群（SBS）が存在する．喀痰がある場合（湿性咳嗽）は，SBSを第一に疑う．アトピー咳嗽と喉頭アレルギーは，自覚症状や治療反応性など，臨床病態に共通点が多いことから本ガイドラインでは両者を一緒に扱う．咳喘息とアトピー咳嗽については，重要な疾患であるため後述し，SBSとともにこれら3疾患の診断基準を**表2-3**に示す．
- 「狭義の」慢性咳嗽の鑑別診断では，いわゆる治療的診断が行われ，特異的治療による効果の有無により診断する（**図2-2**）．したがって，特異的治療を複数実施することが必要になる場合があり，数か月以上経過しても診断に至らない場合がある．湿性咳嗽におけるSBSの診断には，マクロライド系抗菌薬の少量長期療法の効果の確認が必要であるが，効果の発現が緩徐であり判定には通常4～8週間を要する．また，肺がんや肺結核などの重大な疾患の見落としがあった場合には，治療の遅れを来し多大な不利益を生じる．さらに，治療効果の判定が容易でない場合があること，複数の疾患が合併することも少なくない．このような理由から，「狭義の」慢性咳嗽の鑑別診断は最初から専門医に診断を依頼することが望ましい．

- もし，鑑別診断を実施する場合でも，最も頻度の高い「咳喘息」(「狭義の」慢性咳嗽の約半数を占める）と「アトピー咳嗽/喉頭アレルギー」に留める．具体的には，気管支拡張薬の効果があれば咳喘息と診断し，効果がなかった場合にヒスタミン H_1 受容体拮抗薬を投与して効果があればアトピー咳嗽/喉頭アレルギーと診断する．両者ともに効果が得られなかった場合は，GERD や「広義の」咳嗽の見落としなどの可能性があるため，速やかに専門医へ紹介する．また，1 か月を目安として診断に至らない場合も専門医に紹介する．
- **図 2-1** において「ICS/LABA 吸入前に喘鳴なし」の場合でも，再現性（薬剤中止で症状再燃，再開で改善）があれば喘息と診断される．しかし，このアルゴリズムで喘息と診断された症例には咳喘息とアトピー咳嗽，喉頭アレルギーが含まれている可能性があり注意を要する．再現性を調べる際には「ICS+LABA」の再投与前に気管支拡張薬とヒスタミン H_1 受容体拮抗薬を投与して治療効果を確認すると，咳喘息とアトピー咳嗽の鑑別診断が可能になる（**図 2-2**）．

表 2-2 「狭義の」慢性咳嗽診断のためのチェックリスト（成人）

- □ 8 週間以上持続する咳嗽がある．
- □ 胸部 X 線写真で異常がない．
- □ 胸部の聴診で喘鳴を聴取しない．
- □ 呼吸機能検査（スパイロメトリー）で異常がない．
- □ 喀痰を伴わない咳嗽は乾性咳嗽，喀痰を伴う咳嗽は湿性咳嗽である．

【狭義の慢性乾性咳嗽】

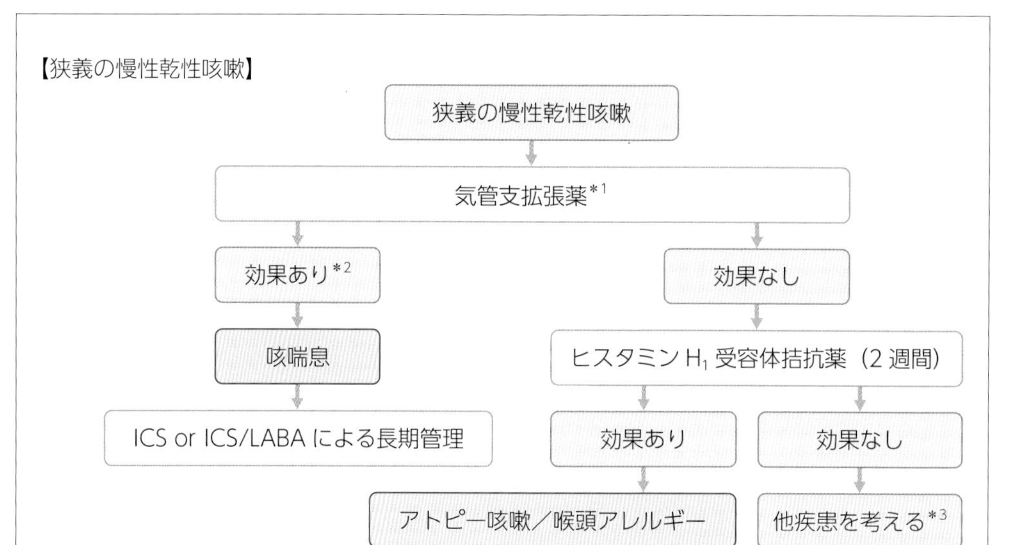

*1：短時間作用性β_2刺激薬の頓用あるいは長時間作用性β_2刺激薬にて効果が確認できたら，速やかにICS（+LABA）による長期管理に切り替える．
*2：咳嗽の程度が治療前の半分程度に改善した場合を「効果あり」，明らかな改善がない場合を「効果なし」とするが，半分以下の場合は再現性を確認して効果を判断する．
*3：胃食道逆流症（GERD）が疑われるが，治療的診断の判定に4〜8週間を要すること，胸部CT検査を実施していない場合は他疾患の可能性もあるため専門医へ紹介する．

【狭義の慢性湿性咳嗽】

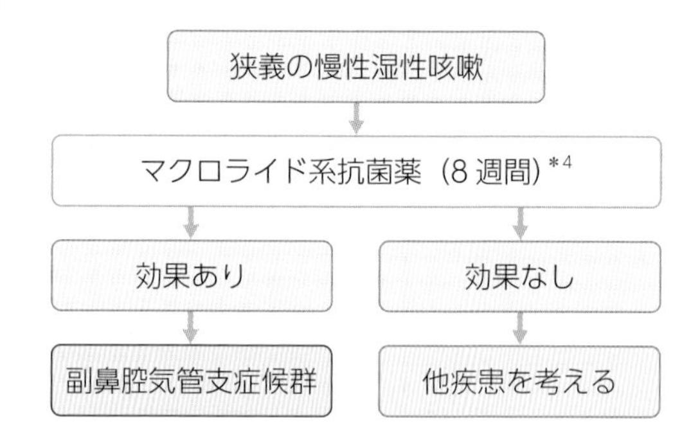

*4：まず，エリスロマイシン（EM）を使用する（効果の発現が緩徐であるため判定に4〜8週間を要する）．また，効果が得られない場合や副作用が出現した場合は他のマクロライド系抗菌薬を考慮することもあり，さらに，耳鼻咽喉科の専門医とも診療連携が必要になるため，治療的診断の最初から専門医に紹介するのがよい．
上記のICS，LABA，EMなどを使用しても改善が乏しい難治性の咳嗽にはP2X3受容体拮抗薬も適応となっているが，現時点では専門医が判断して使用することが望ましい．

図2-2　狭義の慢性咳嗽の治療的診断フロー（成人）

2-3-1　咳喘息

- 喘鳴や呼吸困難を伴わない慢性咳嗽が唯一の症状で，呼吸機能はほぼ正常，気道過敏性軽度亢進，気管支拡張薬が有効で定義される喘息の亜型（咳だけを症状とする喘息）である．
- 成人の「狭義の」慢性咳嗽の原因疾患としてわが国で約半数を占める重要な疾患である．
- 咳喘息の治療方針は，典型的な喘息と基本的には同様であり，ICS が第一選択薬となる．
- 咳喘息は約 3 割の症例が経過中に典型的喘息に移行するとされているが，後ろ向き研究では，ICS の診断時からの使用により典型的喘息への移行率が低下することが示されており，早期診断と ICS の継続が重要になる．

2-3-2　アトピー咳嗽

- アトピー素因を有する中年の女性に多く，咽喉頭の瘙痒感，イガイガ感を伴うことが特徴である．
- 病態は中枢気道に限局した好酸球性気道炎症である．呼吸機能検査は正常で，気道過敏性は亢進せず，FeNO 濃度も正常範囲内である．聴診で喘鳴を認めない．
- 治療は，ヒスタミン H_1 受容体拮抗薬および/またはステロイド薬が有効であり，気管支拡張薬は無効である．通常，喘息へは移行しないとされ，症状軽快後に治療を中止してよい．アトピー咳嗽を咳喘息と誤診することは不要な長期吸入ステロイド療法の継続や造影剤使用が回避されるなど患者の不利益をもたらす可能性があるため鑑別が求められる．

表 2-3　咳喘息，アトピー咳嗽，副鼻腔気管支症候群の診断基準

・咳喘息の診断基準

下記の 1～2 のすべてを満たす

1. 喘鳴を伴わない咳嗽が 8 週間以上*持続
   聴診上も wheezes を認めない
2. 気管支拡張薬（β_2 刺激薬など）が有効

＊：3～8 週間の遷延性咳嗽であっても診断できるが，3 週間未満の急性咳嗽では原則として確定診断しない

参考所見
(1) 末梢血・喀痰好酸球増多，FeNO 高値を認めることがある（特に後二者は有用）
(2) 気道過敏性が亢進している
(3) 咳症状にはしばしば季節性や日差があり，夜間～早朝優位のことが多い

・アトピー咳嗽の診断基準

下記の 1～4 のすべてを満たす

1. 喘鳴や呼吸困難を伴わない乾性咳嗽が 3 週間以上持続
2. 気管支拡張薬が無効
3. アトピー素因を示唆する所見*または誘発喀痰中好酸球増加の 1 つ以上を認める
4. ヒスタミン H_1 受容体拮抗薬および/またはステロイド薬にて咳嗽発作が消失

＊：アトピー素因を示唆する所見
(1) 喘息以外のアレルギー疾患の既往あるいは合併
(2) 末梢血好酸球増加
(3) 血清総 IgE 値の上昇
(4) 特異的 IgE 抗体陽性
(5) アレルゲン皮内テスト陽性

・副鼻腔気管支症候群の診断基準

1. 8 週間以上続く呼吸困難発作を伴わない湿性咳嗽
2. 次の所見のうち 1 つ以上を認める
   (1) 後鼻漏，鼻汁，咳払いなどの副鼻腔炎様症状
   (2) 敷石状所見を含む口腔鼻咽頭における粘液性あるいは粘膿性の分泌液
   (3) 副鼻腔炎を示唆する画像所見
3. 14・15 員環系マクロライド系抗菌薬や喀痰調整薬による治療が有効

（日本呼吸器学会「咳嗽・喀痰の診療ガイドライン 2019」から引用改変）

3 検査・評価

3-1 アレルギー検査

- アレルギー検査は，喘息の診断のみならずアレルゲン免疫療法や抗 IgE 抗体療法の適応について判断する際に有用である．
- 喘息の発症に最も関与するアレルゲンはダニである．
- 血液を用いて行うアレルゲン特異的 IgE 抗体価の測定と皮膚テスト（代表はプリックテスト）の 2 種類があるが，わが国では主に前者が実施される．
- 血液検査には，各項目を個別に選択する「単項目測定法」と固定された複数の項目を測定する「多項目測定法」がある．用いられる商品としては，前者にはイムノキャップ，アラスタット 3gAllergy，オリトン IgE「ケミファ」が含まれ，後者には View アレルギー 39，MAST36 アレルゲンが含まれる．
- 喘息患者および喘息を疑う患者に対して単項目測定法で測定する場合は，**表 3-1** を参考に測定することを推奨する（保険診療では単項目は 13 項目まで測定可能）．
- ダニとハウスダストの IgE は 95%以上の相同性があるため両者を同時に測定する必要はないが，一般的にはダニよりもハウスダストのほうがアレルゲンとしては馴染みがあることから，両方を測定することが多い．
- 生活環境を考慮して測定するアレルゲンを変更する（例えば，飼育しているペットの種類や居住地）．

表 3-1　喘息を疑う患者に対して測定することが望まれるアレルゲン特異的 IgE 抗体

タイプ	主要アレルゲン	追加候補アレルゲン
ダニ	ヤケヒョウヒダニ	コナヒョウヒダニ
花粉	スギ カモガヤ ブタクサ ヨモギ	ヒノキ ハンノキ ギョウギシバ オオアワガエリ
真菌	アスペルギルス アルテルナリア トリコフィトン	ペニシリウム カンジダ
動物*	イヌ ネコ	ウサギ げっ歯類
その他	ゴキブリ ガ	ユスリカ

*：飼育しているペットが最も重要

3-2　呼気中一酸化窒素濃度（FeNO）

- FeNO は気道上皮細胞の誘導型 NO 合成酵素に由来する.
- 2 型炎症の代表的サイトカインである IL-4, IL-13 の刺激下で発現が亢進するため, 2 型（好酸球性）喘息では高値となる.
- FeNO の測定は簡便かつ非侵襲的であるため, 喘息の診断や気道炎症の評価法として有用である.
- 日本人のアレルギー疾患がない非喫煙健常成人の FeNO 平均値は約 15 ppb, その上限値は 37 ppb であり, 健常者と喘息患者を鑑別する FeNO のカットオフ値は 22 ppb（感度, 特異度は各々 91%, 84%）と報告されている.
- ATS clinical practice guideline では, FeNO 値を「low（＜25 ppb）」,「intermediate（25～50 ppb）」,「high（＞50 ppb）」の 3 群に分けて喘息の診断と管理についての概要を示している（**表 3-2**）[1)].
- 未治療で FeNO が高値の場合は ICS の有効性を予測する指標となる.
- 治療下でも FeNO が高値で症状がある場合はアドヒアランスや吸入手技の不良, 持続的な抗原曝露の有無を確認する.
- FeNO はアレルギー性鼻炎, アトピー素因（抗原感作）, 一部のウイルスや細菌感染の存在下で上昇し, ICS の使用や現喫煙者, あるいは強制呼気直後で低下するため解釈には注意を要する.
- 症例を個別に見ると, 治療前の FeNO 高値例ではその経時的変化が抗炎症治療の効果やアドヒアランスの評価に有用な場合が多い.
- 喘息の長期管理時の薬剤量調整における FeNO の有用性については統一した見解はないが, ATS clinical practice guideline では FeNO が 50 ppb 以上の場合は 20%以上, 50 ppb 未満では 10 ppb 以上の低下で抗炎症治療薬が有効と判断する.
- FeNO は診断における重要なバイオマーカーであるが, 予後の予測マーカーとしては増悪リスクとの関連性に一貫性が見られない.
- FeNO 高値の症例では抗 IL-4 受容体 α 鎖抗体デュピルマブの治療効果の予測に有用である.

1) Dweik RA, Boggs PB, Erzurum SC, et al. An Official ATS clinical practice guideline: interpretation of exhaled nitric oxide levels (FENO) for clinical applications. Am J Respir Crit Care Med. 2011; 184: 602-15.

表 3-2　ATS ガイドラインにおける呼気中一酸化窒素濃度（FeNO）の解釈の概要

	FeNO＜25 ppb （小児：＜20 ppb）	FeNO 25～50 ppb （小児：20～35 ppb）	FeNO＞50 ppb （小児：＞35 ppb）
診断			
6 週間以上 喘息様症状あり	・好酸球性気道炎症の可能性は低い ・他疾患を考慮 ・ICS の有効性は乏しい	・好酸球性気道炎症に注意する ・臨床経過を確認する ・FeNO の推移をモニタリングする	・好酸球性気道炎症が存在する ・ICS 治療が有効
喘息の診断後の管理			
喘息症状あり	・他疾患あるいは他疾患合併の可能性あり ・ICS 増量による有効性は乏しい	・持続的な抗原曝露 ・ICS 量が不十分 ・服薬アドヒアランス・吸入手技が不良 ・ステロイド抵抗性	・持続的な抗原曝露 ・服薬アドヒアランス・吸入手技が不良 ・ICS 量が不十分 ・増悪の危険性あり ・ステロイド抵抗性
喘息症状なし	・ICS 量は適切 ・服薬アドヒアランスは良好 ・ICS 減量を考慮する	・ICS 量は適切 ・服薬アドヒアランスは良好 ・FeNO の推移をモニタリングする	・FeNO の推移をモニタリングする ・ICS の中止・減量で症状再燃 ・服薬アドヒアランス・吸入手技が不良

ICS：吸入ステロイド薬

3-3　ピークフロー（PEF）

- ピークフロー（peak expiratory flow, PEF）は努力呼出時の最大呼気流量であり，気道閉塞を検出可能である．
- スパイロメトリーの 1 秒量（FEV_1）とよく相関する．
- 携帯型の PEF メーター（**表 3-3**）を用いて患者自身が自宅で測定可能であり，自己管理に役立つ．患者には正しい測定方法を指導する（**表 3-4**）．
- 喘息の診断にも有用であり，PEF 値の変動が「20％以上」あれば喘息診断の目安になる．
- PEF を指標とした喘息治療の目標は，「PEF が予測値または最良値の 80％以上，PEF の変動が 20％未満」である．
- PEF はスパイロメトリーに代わるものではなく，すべての喘息患者に必要とはいえないが，特に症状の不安定な患者，増悪を繰り返す患者，急性増悪（発作）時の自覚症状の乏しい患者などには有用である．
- PEF メーターを用いて計画的な治療管理を行った場合に，一定の基準を満たす医療機関において喘息治療管理料を算定することができる．

表 3-3　主な PEF メーターの概要

商品名	ミニ・ライト ピークフローメーター	パーソナルベスト ピークフローメータ	エアーゾーン・ピークフローメーター	アズマチェック ピークフローメータ
	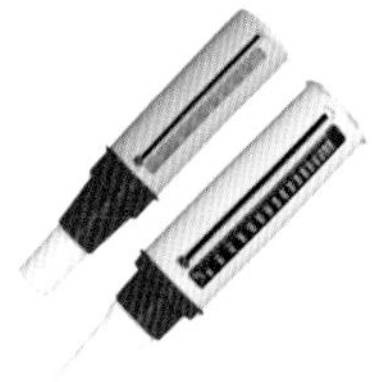	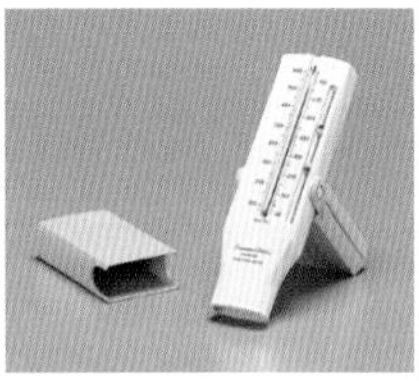	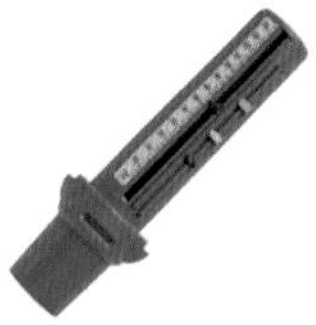	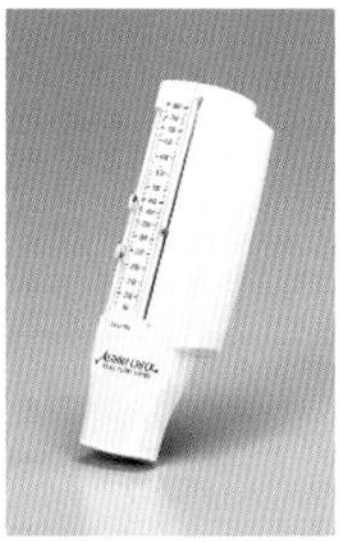
測定範囲 (L/分)	小児　30〜400 成人　60〜850	小児　50〜390 成人　60〜810	60〜720	60〜810
重量 (g)	小児　52 成人　80	約 85	45	55
各 PEF メーターの特徴 (添付文書による)	・1 本 1 本が検査結果に合わせて手作業で目盛板を取り付けるため高い精度が得られる.	・PEF メーターが収納ケースと一体型になっているため，携帯性に優れている. ・「ゾーンマーカ」が装備されている. ・専用の日本人の予測式がある.	・小児から成人まで幅広く使用することが可能である. ・管理しやすい 3 色の「ゾーンマーカー」が付いている.	・小児から成人まで幅広く使用することが可能である. ・カラーゾーン「ゾーンマーカー」が付いている.
販売元	松吉医科器械株式会社（マツヨシ）	村中医療器株式会社（ムラナカ） チェスト株式会社	松吉医科器械株式会社（マツヨシ）	村中医療器株式会社（ムラナカ）

表 3-4　PEF の測定方法

1. PEF メーターのマーカーをゼロ，またはスケールの一番下にセットする.
2. 立位で顔を上げて真っすぐ立つ（ノーズクリップは不要）.
3. 息を最大限に吸い込み，マウスピースをくわえる（空気が漏れないようにする）.
4. できる限り速く呼出する.
5. マーカーの止まった目盛を読む.
6. 3 回の測定のうちの最大値を喘息日誌に記録する.

3-4　気道可逆性・気道過敏性

- 気道過敏性および気道可逆性の存在は喘息診断の目安となる（**表 3-5**）.
- 気道可逆性の評価には短時間作用性 β_2 刺激薬（SABA）吸入前後のスパイロメトリーが用いられる．スパイロメトリーは最大限に吸い込んだ空気の呼出量をスパイロメーターで測定することにより呼吸機能（気流制限）を評価する方法である.
- 最初の 1 秒間の呼出量（努力性 1 秒量，FEV_1），総呼出量（努力性肺活量，FVC）から求める「1 秒率（FEV_1%＝FEV_1/FVC）」や PEF の低下により気流制限を評価する.
- 気道可逆性の評価には SABA 吸入前後のスパイロメトリーが有用で，「FEV_1 が 12%以上かつ 200 mL 以上改善した場合」に気道可逆性あり，と判定される．ただし，COPD でも気道可逆性を認めることがあるため注意が必要である.
- 気道過敏性は，メタコリンなどの気管支収縮薬を低濃度から吸入させ，少しずつ濃度を上げて複数回の検査を行うことで気道収縮を評価する（**表 3-6**）．オシレーション法（商品名：MS-IOS やモストグラフ）も参考とされることがある.
- 気道過敏性の評価方法には「日本アレルギー学会標準法」と「アストグラフ法」がある．急性増悪（発作）誘発のリスクを伴うため，専門施設において行われている.
- 日本アレルギー学会標準法は，気管支収縮薬の 2 分間吸入とスパイロメトリーを繰り返しながら，気管支収縮薬の濃度を段階的に上げていく．呼吸機能検査における FEV_1 が吸入前と比較して 20%以上低下した場合に陽性とし，20%低下させる気管支収縮薬濃度を PC_{20} として評価指標とする．その後，気道可逆性試験に準じて気管支拡張薬を吸入させ，FEV_1 が改善していることを確認して検査を終了する.
- アストグラフ法は，安静呼吸下に気管支収縮薬を連続吸入し，吸入中にオシレーション法で呼吸抵抗（Rrs）を連続的に測定する．気管支収縮薬は 1 分ごとに段階的に濃度を上昇させる．Rrs が 2 倍に上昇した場合に陽性とし，Rrs 増加時の薬物累積投与量（dose minimum：Dmin）を指標とする．その後，気道可逆性試験に準じて気管支拡張薬を吸入させ，呼吸抵抗の改善を確認して検査を終了する.
- 気道可逆性試験の前に休薬が望ましい薬とその時間を**表 3-7** に示す.

表 3-5　気道可逆性・気道過敏性の陽性所見と評価項目

検査項目		陽性所見	評価項目
気道可逆性		FEV_1 が 12％以上かつ 200 mL 以上改善	—
気道過敏性	日本アレルギー学会標準法	FEV_1 が 20%以上低下	FEV_1 を 20％低下させる薬物濃度（PC_{20}）
	アストグラフ法	Rrs が 2 倍以上に上昇	Rrs 増加時の薬物累積投与量（Dmin）

1
2
3
検査・評価
4
5
6

表 3-6 気道過敏性試験におけるメタコリン濃度の例

吸入順	日本アレルギー学会標準法	アストグラフ法
1	39 μg/mL	49 μg/mL
2	78 μg/mL	98 μg/mL
3	156 μg/mL	195 μg/mL
4	313 μg/mL	391 μg/mL
5	625 μg/mL	781 μg/mL
6	1,250 μg/mL	1,563 μg/mL
7	2,500 μg/mL	3,125 μg/mL
8	5,000 μg/mL	6,250 μg/mL
9	10,000 μg/mL	12,500 μg/mL
10	20,000 μg/mL	25,000 μg/mL

表 3-7 気道可逆性検査前に中止することが望ましい気管支拡張作用がある薬剤

種類	剤形	用法	休薬推奨時間
β_2 刺激薬	吸入薬（短時間作用性）		8 時間以上
	吸入薬（長時間作用性）	1 日 2 回製剤	24 時間以上
		1 日 1 回製剤	48 時間以上
	経口薬・貼付薬		24 時間以上
抗コリン薬	吸入薬（短時間作用性）		12 時間以上
	吸入薬（長時間作用性）		48 時間以上
キサンチン系薬	経口薬	1 日 2 回製剤	24 時間以上
		1 日 1 回製剤	48 時間以上
	注射薬		8 時間以上
ステロイド薬	吸入薬	1 日 2 回製剤	12 時間以上
		1 日 1 回製剤	24 時間以上
	経口薬・注射薬		24 時間以上
LTRA	経口薬		48 時間以上
抗アレルギー薬	経口薬	1 日 2 回製剤	24 時間以上
		1 日 1 回製剤	48 時間以上
	吸入薬		12 時間以上

LTRA：ロイコトリエン受容体拮抗薬

- 近年，オシレーション法は喘息の診断に有用である可能性が示唆されており，機器（商品名：MS-IOS，モストグラフなど）が承認されているが，現時点で定まった指標はない．

3-5 喘息コントロールの評価—ACT，C-ACT

- 喘息のコントロール状態や管理状態を把握するツールとして「ACT（Asthma Control Test）」などの質問表が日常診療で使用されており，患者のコントロール状態を把握するのに有用である．
- 12歳以上でACT（**図3-1**），4～11歳はC（childhood）-ACT（**図3-2**）を使用する．
- ACT，C-ACTは，グラクソ・スミスクライン株式会社の医療従事者向け情報サイト上でもチェックすることができる．
https://gskpro.com/ja-jp/disease-info/asthma/support-tools/
- 短時間で喘息のコントロール状態を患者自身が評価できる質問表である．
- 症状が3項目，発作治療薬使用と総合的評価が各1項目であり，「日常生活への影響」，「息切れ」，「夜間症状」，「発作治療薬の使用頻度」，「喘息コントロール状態の自己評価」の5つの簡単な質問に関して最近4週間のコントロール状態を患者自身が回答するツールである．
- ACTスコアは25点満点で，その合計点に応じて，「完全（25点）：喘息は完全な状態（complete control）」，「良好（24～20点）：良好な状態（well control）」，「不良（20点未満）：コントロールされていない状態（poor control）」の3段階に判別する．
- ACTスコアは専門医による評価との間に高い相関が認められる．
- ACTスコアの「MCID（minimal clinically important difference）」は「3点」であり，治療介入などにより3点以上増加した場合には臨床的に有効と判断する．一方，C-ACTのMCIDは「2点」である．
- ACTスコアは% FEV_1 やFeNOと有意に相関するが，閉塞性換気障害および気道炎症の検出において特異度は高いが感度が低いため，症例により呼吸機能検査やFeNO検査を併用する．
- C-ACTスコアは本人4項目（0～3点），保護者3項目（0～5点）の7項目27点満点で，その合計点に応じて，トータルコントロール（27点），ウェルコントロール（20～26点），コントロール不良（20点未満）と判断する．

Step 1 各質問について該当する点数を丸で囲み、その数字を右の四角の欄に書き入れてください。できる限り率直にお答えください。喘息の現状について担当医師に相談する際、役立ちます。

質問1 この4週間に、喘息のせいで職場や家庭で思うように仕事がはかどらなかったことは時間的にどの程度ありましたか？

いつも	かなり	いくぶん	少し	全くない	点数
1	2	3	4	5	

質問2 この4週間に、どのくらい息切れがしましたか？

1日に2回以上	1日に1回	1週間に3〜6回	1週間に1、2回	全くない	点数
1	2	3	4	5	

質問3 この4週間に、喘息の症状（ゼイゼイする、咳、息切れ、胸が苦しい・痛い）のせいで夜中に目が覚めたり、いつもより朝早く目が覚めてしまうことがどのくらいありましたか？

1週間に4回以上	1週間に2、3回	1週間に1回	1、2回	全くない	点数
1	2	3	4	5	

質問4 この4週間に、発作止めの吸入薬（サルブタモールなど）をどのくらい使いましたか？

1日に3回以上	1日に1、2回	1週間に数回	1週間に1回以下	全くない	点数
1	2	3	4	5	

質問5 この4週間に、自分自身の喘息をどの程度コントロールできたと思いますか？

全くできなかった	あまりできなかった	まあまあできた	十分できた	完全にできた	点数
1	2	3	4	5	

Step 2 各項目の点数を足してあなたの総合点を出してください。　合計

Step 3 裏面を見て、総合点からあなたの喘息状態を、すぐ確認しましょう。

著作権：QualityMetric Incorporated, 2002.　禁無断転載・使用

図 3-1　喘息コントロールテスト（ACT）

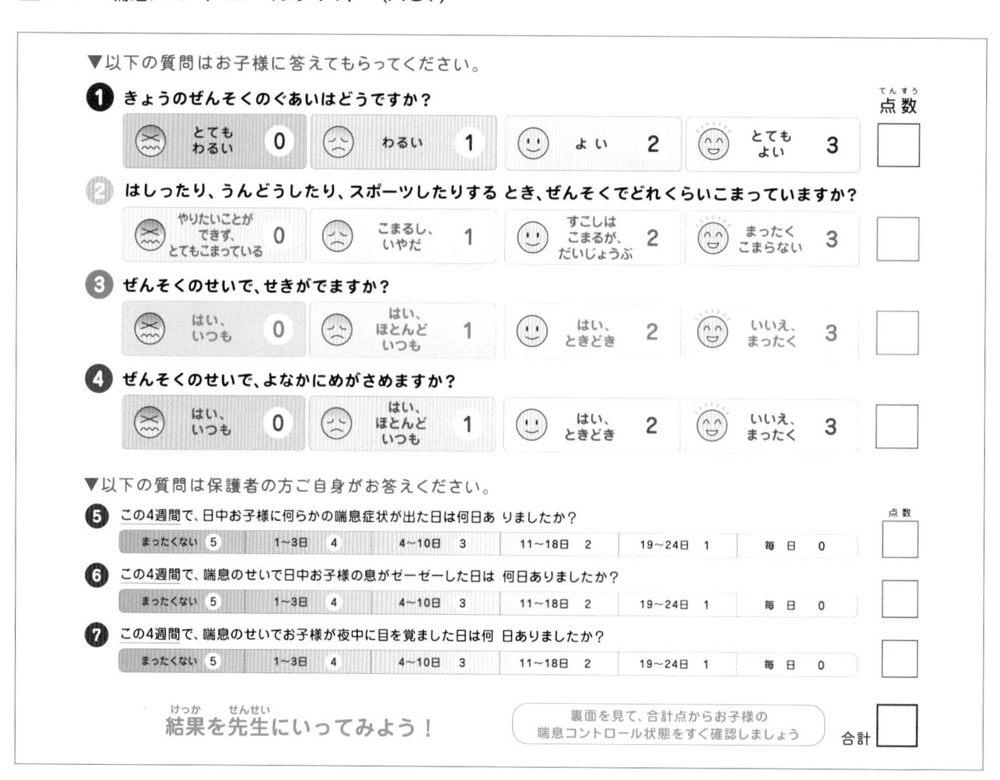

▼以下の質問はお子様に答えてもらってください。

❶ きょうのぜんそくのぐあいはどうですか？

とても わるい	わるい	よい	とても よい	点数
0	1	2	3	

❷ はしったり、うんどうしたり、スポーツしたりする とき、ぜんそくでどれくらいこまっていますか？

やりたいことができず、とてもこまっている	こまるし、いやだ	すこしはこまるが、だいじょうぶ	まったくこまらない	点数
0	1	2	3	

❸ ぜんそくのせいで、せきがでますか？

はい、いつも	はい、ほとんどいつも	はい、ときどき	いいえ、まったく	点数
0	1	2	3	

❹ ぜんそくのせいで、よなかにめがさめますか？

はい、いつも	はい、ほとんどいつも	はい、ときどき	いいえ、まったく	点数
0	1	2	3	

▼以下の質問は保護者の方ご自身がお答えください。

❺ この4週間で、日中お子様に何らかの喘息症状が出た日は何日あ りましたか？

まったくない	1〜3日	4〜10日	11〜18日	19〜24日	毎 日	点数
5	4	3	2	1	0	

❻ この4週間で、喘息のせいで日中お子様の息がゼーゼーした日は 何日ありましたか？

まったくない	1〜3日	4〜10日	11〜18日	19〜24日	毎 日	点数
5	4	3	2	1	0	

❼ この4週間で、喘息のせいでお子様が夜中に目を覚ました日は何 日ありましたか？

まったくない	1〜3日	4〜10日	11〜18日	19〜24日	毎 日	点数
5	4	3	2	1	0	

結果を先生にいってみよう！

裏面を見て、合計点からお子様の喘息コントロール状態をすぐ確認しましょう　合計

図 3-2　小児喘息コントロールテスト（C-ACT）

3-6　重症化因子（重症化予防チェックリスト，肥満を含む）

- 喘息は環境因子に対する気道の過敏反応であり，環境因子への曝露は増悪の誘引となる．
- 増悪因子を明らかにして適切に対処することは，増悪の予防につながる．
- 増悪因子は個々の患者で異なるため，問診や検査によって確認することが必要である．
- 自身の増悪因子を患者が理解して，適切に対処することで自己管理ができるように指導する（表 3-8）．

表 3-8　重症化予防チェックリスト

増悪因子の種類	✔	問診時の CHECK 項目	予防のための対応
アレルゲン		感作アレルゲンの有無	アレルゲン検査の実施，アレルゲンと喘息増悪との関係性を確認
		夏～秋の増悪	アレルゲン検査（ダニなど），アレルゲン回避
		ペット飼育	アレルゲン検査，ペット飼育でのアレルゲン回避の指導
気道感染		感染時における喘息増悪の既往	高齢者ではワクチン接種を推奨，喘息増悪時のアクションプランの提案
合併症・併存症		肥満	減量を指導．無呼吸症の合併も考慮
		睡眠時無呼吸症	睡眠時無呼吸症の検査と治療
		鼻炎	季節性（花粉症）；薬物療法，重症例は抗 IgE 抗体を使用 通年性；耳鼻咽喉科医師に紹介
		ストレス	心身医学療法
		胃食道逆流症	PPI，胃内視鏡検査
嗜好品		喫煙	禁煙指導
		アルコール	アルコール誘発性増悪がある場合，禁酒指導
気象・大気汚染		PM2.5，その他大気汚染物質	居住地域の大気汚染情報の把握，マスク着用などを指導
		台風・気象変化	増悪シーズンの治療強化，アクションプランの提案
薬品・食品添加物		βブロッカー	使用禁止
		NSAIDs	服用歴を調べる．未使用例には服用しないことを指導
		内服または摂取により増悪	誘引となる薬剤や刺激物質の中止
運動		運動による増悪	運動誘発性喘息の可能性
月経・妊娠		月経増悪	月経期間の治療強化
		妊娠増悪	薬剤の安全性について説明，吸入ステロイド薬を中止しないように指導

4 治療

4-1　喘息の長期管理

4-1-1　喘息治療のフロー

- 治療の目標は喘息症状をなくすことである．
- 成人喘息の治療は中用量の ICS/LABA から開始する〔図 4-1 注：咳，痰，呼吸困難のいずれかが強い場合は ICS/LABA/LAMA（トリプル製剤）から開始することも可能である〕（図 4-1，表 4-1）．
- 治療に対するアドヒアランスと吸入手技の確認が必要である．
- 吸入ステロイド薬（ICS）の副作用である嗄声（させい：声のかすれ）と咽頭・口腔内カンジダ，LABA の副作用の動悸と手の震えに注意する．

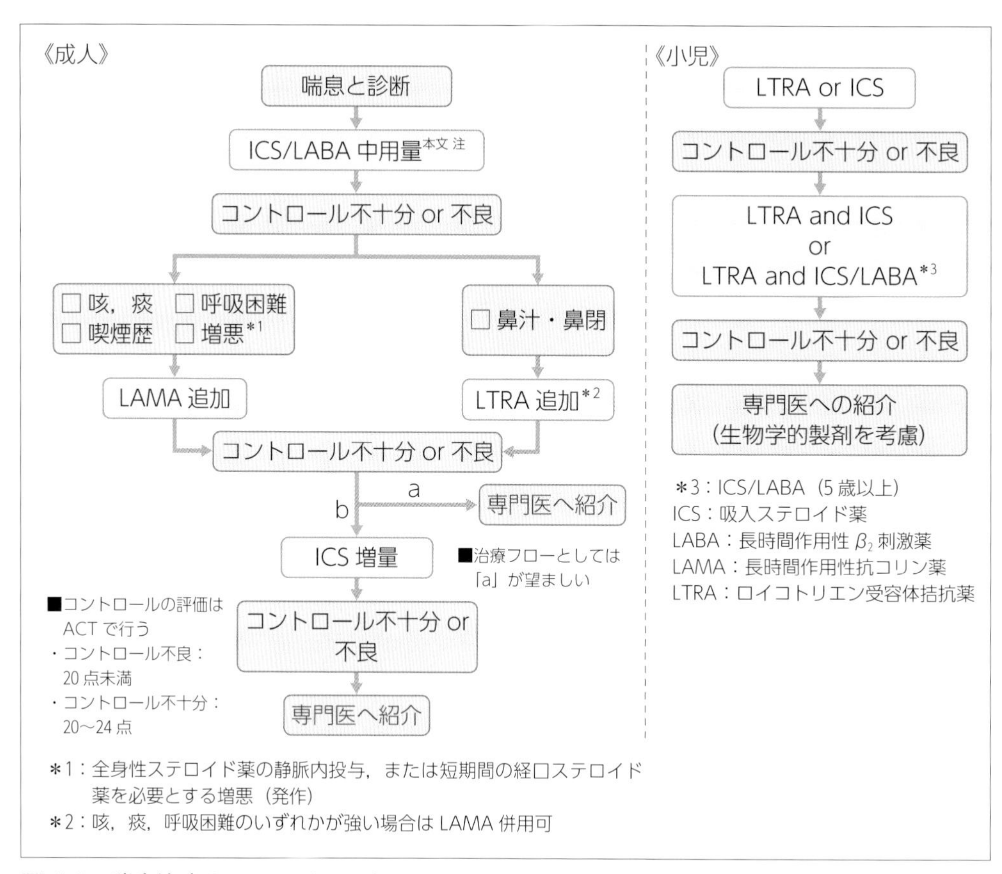

図 4-1　喘息治療のフローチャート

《小児》

- 乳幼児はウイルス性喘鳴が多く，LTRA から開始する．
- 学童はアトピー型喘息が多く，ICS から開始する．
- 小児では ICS の用量（低～高）や重症度の定義が成人と異なる（『小児気管支喘息

表 4-1　吸入ステロイド薬（ICS）の換算表

一般名	主な商品名	ICS 低用量（μg/日）	ICS 中用量（μg/日）	ICS 高用量（μg/日）
FP	フルタイド，アドエア， フルティフォーム	～250	251～500	501～1,000
FF	アニュイティ，レルベア， テリルジー	100		200
BDP-HFA	キュバール	～200	201～400	401～800
BUD	パルミコート，シムビコート	～400	401～800	801～1,600
MOM	アズマネックス アテキュラ エナジア	～200 80 ―	201～400 160 80	401～800 320 160
CIC	オルベスコ	～200	201～400	401～800

FP：fluticasone propionate（フルチカゾンプロピオン酸エステル），BUD：budesonide（ブデソニド）
FF：fluticasone furoate（フルチカゾンフランカルボン酸エステル），CIC：ciclesonide（シクレソニド）
BDP：beclomethasone dipropionate（ベクロメタゾンプロピオン酸エステル）
MOM：mometasone furoate（モメタゾンフランカルボン酸エステル）

治療・管理ガイドライン 2020』参照）．

- ICS は成人の低用量以下で開始する．
- 小児適応のない製剤があることに注意する（p.27～31 参照）．
- 小児喘息は「LTRA＋ICS/LABA」の併用でもコントロール不良の場合は喘息の専門医へ紹介する．
- 小児の重症喘息には生物学的製剤の導入を考慮する．
- 入念な経過観察をせずに治療薬の減量を行うべきではない．

4-1-2　喘息の重症度

- 本ガイドラインでは，喘息の重症度を喘息のコントロール状態を 4 週間以上にわたり良好に維持するために必要な治療内容で判定する．
- 「良好なコントロール状態」とは，喘息症状なし，増悪（発作）治療薬の使用なし，運動を含む活動制限なし，増悪なしであり，呼吸機能（FEV_1）が予測値あるいは自己最良値の 80％以上を保つ状態を理想とするが，ACT による評価では少なくとも「20 点以上」を維持する状態とする．
- 治療内容から判定する重症度を**表 4-2** に示す．

・低用量 ICS または低用量 ICS/LABA で良好な喘息コントロール状態が得られた場合は「軽症」である．

・中用量 ICS/LABA または低用量 ICS/LABA に LAMA や LTRA の追加で良好な喘息コントロール状態が得られた場合は「中等症」である．

・高用量 ICS/LABA に他剤（LAMA，LTRA，テオフィリンなど）を複数併用して良好な喘息コントロール状態を維持できる場合，あるいはそれでもコントロールが得られない場合は「重症」である．

注意：ただし，ACT が 20 点以上あっても 5 項目中の 1 項目でも 2 点以下があれば，「コントロール不良」と判断する．そして，治療の増強や吸入指導などを行ってコントロール良好を目指して重症度を再判定する．小児の C-ACT の場合も，本人が記載する 4 項目中に 1 項目でも 1 点以下，保護者が答える 3 項目中に 1 項目でも 2 点以下があればコントロール不良とする．

● 良好な喘息コントロール状態を維持するために必要な治療を判定する際は，①合併症・併存症の診断と治療，②喫煙やペットなどの増悪因子の回避，③服薬アドヒアランスおよび吸入手技の確認などを行ったうえで評価する．

表 4-2　喘息重症度判定基準

重症度	判定基準
軽症（Mild）	低用量 ICS または低用量 ICS/LABA で喘息コントロール良好
中等症（Moderate）	中用量 ICS/LABA などで喘息コントロール良好
重症（Severe）	高用量 ICS/LABA などでコントロール良好 あるいはそれでもコントロールできない場合

4-1-3　喘息治療のステップダウン

● ステップダウンの最適な方法に関するエビデンスは乏しい．

● ステップダウンを検討する条件

> ・喘息コントロール良好：3〜6 か月持続
> かつ
> ・呼吸機能（スパイロメトリー，PEF）：安定

● 呼吸機能検査が実施できない施設では，病診連携を介して専門医に評価を依頼する．

● 下記の患者ではステップダウン後の増悪リスクが高いので，慎重な判断が必要となる．

> ・前年の増悪・救急受診
> ・FEV_1 低値
> ・気道過敏性亢進
> ・喀痰中好酸球増多

● 検討項目：2 型炎症（第 1 章「喘息の病態」参照）や，Step-down Failure Score も参考になる（**表 4-3**）．

表 4-3　代表的なステップダウンの具体例

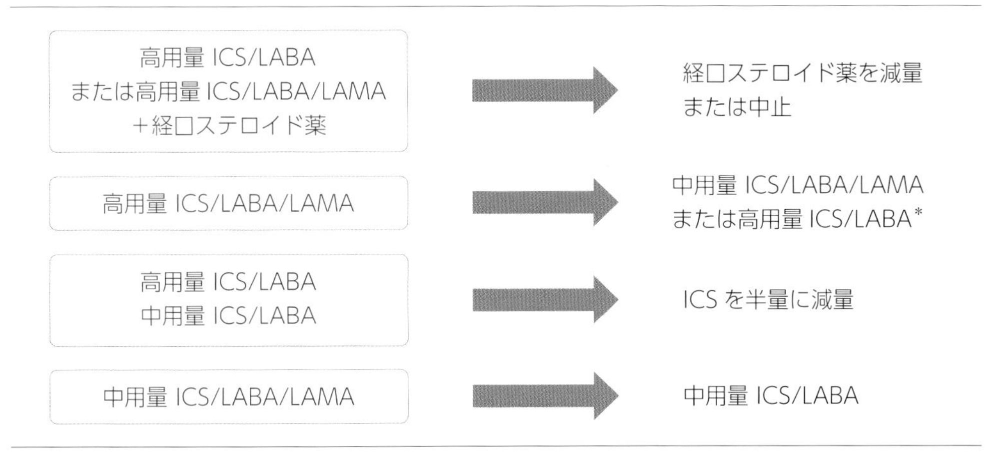

1) 中用量 ICS/LABA からのステップダウンでは下記のエビデンスがある
- ICS 減量：3 か月間の減量は 25〜50%以内が安全
- ICS 中止：増悪リスク↑，FEV_1 ↓，症状スコア悪化
- LABA 中止：増悪リスク↑，FEV_1 ↓，PEF ↓，入院リスク↑

2) Step-down Failure Score（**表 4-4**）を参考にする場合は 3 点以下であることが望ましい．

＊：2 型炎症や呼吸機能を参考に，ICS と LAMA のどちらを先にステップダウンするかを判断する．

表 4-4　Step-down Failure Score

評価項目	ポイント（点）
FEV_1 予測値	
≧80%	0
＜80%	2
FEV_1/FVC（Post-BD）	
≧70%	0
＜70%	2.5
ACT スコア	
25	0
＜25	2.5
過去 1 年間の増悪	
なし	0
あり	3

3 点以下：ステップダウン後のリスクが少ない
8 点以上：高リスク
Pérez de Llano L, García-Rivero JL, Urrutia I, et al. A simple score for future risk prediction in patients with controlled asthma who undergo a guidelines-based step-down strategy. J Allergy Clin Immunol Pract. 2019; 7: 1214-1221.

4-1-4 重症患者への対応

- 重症の患者に対しては，中等症以上の喘息治療のフローチャート（図 4-2）に則って治療を行う．
- 専門医による治療が望ましい．
- 全身性ステロイド薬（経口投与と静脈投与）を年に 2 回以上使用する場合や日常的な喘息コントロールが不良の場合は，まず服薬アドヒアランス，吸入手技，合併症の確認を行う．
- 末梢血好酸球（可能であれば喀痰好酸球），呼気中一酸化窒素濃度（FeNO），アレルゲン特異的 IgE 抗体を確認し，2 型炎症の存在について確認する．

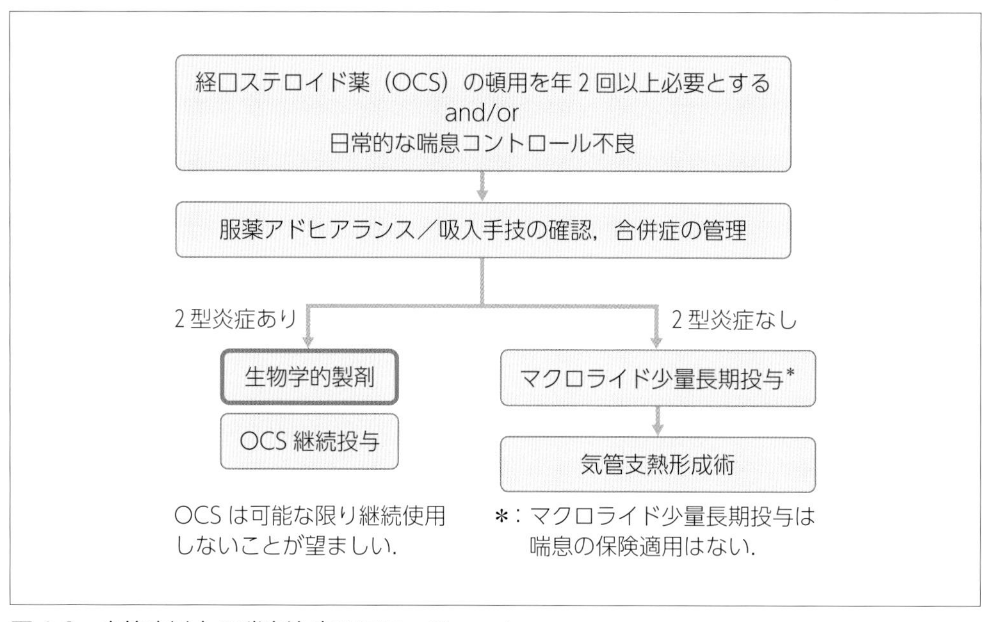

図 4-2 中等症以上の喘息治療のフローチャート

4-1-5 吸入デバイスの種類と特徴（表 4-5）

① pMDI（pressurized metered-dose inhaler）：加圧噴霧式定量吸入器（エアータイプ）

・「噴射と吸入のタイミング（同調）」が理解できる症例に適している．
・同調が困難な症例（小児，高齢者，寝たきりなど）でもスペーサーを用いれば吸入可能である．
・使用する製剤により「アルコール臭」が問題となる場合がある．

② SMI（soft mist inhaler）：ソフトミスト吸入器

・噴霧時間が約 1.5 秒間とゆっくり噴射されるため同調しやすい．
・粒子が小さいため末梢気道まで到達しやすい．
・無臭であるため「アルコール過敏症」にも使用できる．

・薬剤がなくなったらロックされるため適切にデバイスを切り替えられる.

③ DPI（dry powder inhaler）：ドライパウダー製剤定量吸入器

・同調を必要としない.
・吸気流速（そばをすすれる程度）が必要である.
・アルコール臭がないため「アルコール過敏症」にも使用できる.

表 4-5　各種デバイスの名称と特徴

	エアータイプ		ドライパウダー
	pMDI	SMI	DPI
操作性	操作手順は単純であり，共通性をもつ	前準備が複雑なので，薬剤師がセットすることが望ましい	多数のデバイスがあり，操作手順が異なる
吸気流速	ゆっくり大きく吸う 吸気が弱い，喘息増悪時にも吸入可能である	ゆっくり大きく吸う 吸気が弱くても吸入可能である	勢いよく大きく吸う 十分な吸気流速が必要である 喘息増悪時には適さない
吸気と噴霧の同調	必要（乳幼児・小児・高齢者はスペーサー併用が望ましい）	噴霧時間が約 1.5 秒間と長いため同調しやすい（スペーサー不要）	不要 （スペーサー不要）
高齢者，認知症，廃用性変化，座位の保持が不可能，神経筋疾患症例など	マスク付スペーサーや介助があれば可能である	高齢者は介助があれば可能である	困難
アルコール臭	製剤により問題となる	無臭	無臭
保存期間	開封後も消費期限まで使用可能である	3 か月以内に使用すること	デバイスによっては湿気に弱い
嗄声・口内炎などの局所副作用	比較的少ない	口渇	比較的多い
残量確認	製剤により困難	容易	容易

表 4-6　吸入デバイス一覧表（各デバイス名の丸付き数字①～⑫は「吸入操作ビデオ」の番号）

		デバイス名	長期管理薬（商品名）						急性増悪（発作）治療薬	
			ICS	LABA	LAMA	ICS/LABA	LAMA/LABA	ICS/LABA/LAMA	SABA	SAMA
エアータイプ	pMDI	①エアゾール	オルベスコ キュバール フルタイド			アドエア フルティフォーム	ビベスピ	ビレーズトリ	メプチンキッドエアー メプチンエアー サルタノール	アトロベント
	SMI	②レスピマット			スピリーバ		スピオルト			
ドライパウダー	DPI	④ディスカス	フルタイド	セレベント		アドエア				
		⑤エリプタ	アニュイティ		エンクラッセ	レルベア	アノーロ	テリルジー		
		⑥タービュヘイラー	パルミコート	オーキシス		シムビコート				
		⑦ブリーズヘラー		オンブレス	シーブリ	アテキュラ	ウルティブロ	エナジア		
		⑧ツイストヘラー	アズマネックス							
		⑨ジェヌエア			エクリラ					
		⑩ハンディヘラー			スピリーバ					
		⑪スイングヘラー							メプチン	
吸入液		⑫吸入液	パルミコート							

適応疾患：
- 喘息のみに適応あり
- COPD のみに適応あり
- 喘息・COPD の両方に適応あり

エアゾール製剤

- ゆっくり大きく吸入する.
- 小児・高齢者など「同調」ができなくてもスペーサーを装着すれば吸入可能である.
- 長期管理薬と増悪（発作）治療薬（SABA, SAMA）のデバイスを統一することができる.

	商品名	写真	成分	規格	回数	用法・用量
ICS	オルベスコ Alvesco (帝人)		シクレソニド (ciclesonide：CIC-HFA)	50	112	成人：100～400 μg を 1 日 1 回 最大 800 μg 小児：100～200 μg を 1 日 1 回 コントロール良好な場合は 50 μg/日まで減量可能
				100	56	
					112	
				200	56	
	キュバール Qvar (大日本住友)		ベクロメタゾンプロピオン酸エステル（beclometasone dipropionate：BDP-HFA)	50	100	成人：100 μg を 1 日 2 回 最大 800 μg 小児：50 μg を 1 日 2 回 最大 200 μg
				100	100	
	フルタイド Flutide (GSK)		フルチカゾンプロピオン酸エステル（fluticasone propionate：FP-HFA)	50	120	成人：1 回 100 μg を 1 日 2 回 小児：1 回 50 μg を 1 日 2 回
				100	60	
ICS/LABA	フルティフォーム Flutiform (杏林)		フルチカゾンプロピオン酸エステル/ホルモテロールフマル酸塩水和物（fluticasone propionate/formoterol fumarate hydrate：FP/FM-HFA)	50	56	成人・小児：50 エアゾールを 1 回 2 吸入，1 日 2 回 成人：症状に応じて 125 エアゾールを 1 回 2～4 吸入，1 日 2 回
					120	
				125	56	
					120	
	アドエア Adoair (GSK)		フルチカゾンプロピオン酸エステル/サルメテロールキシナホ酸塩 (fluticasone propionate/salmeterol xinafoate：FP/SM HFA)	50	120	気管支喘息 成人：(50) 1 回 2 吸入 1 日 2 回 (125) 1 回 2 吸入 1 日 2 回 (250) 1 回 2 吸入 1 日 2 回 小児：(50) 1 回 1～2 吸入 1 日 2 回 COPD： 成人：(125) 1 回 2 吸入 1 日 2 回
				125	120	
				250	120	
SABA	メプチンエアー Meptin air (大塚)		プロカテロール塩酸塩水和物 (procaterol hydrochloride hydrate)	—	100	成人：1 回 2 吸入（最大 8 回/日) 小児：1 回 1 吸入（最大 4 吸入/日)
	メプチンキッドエアー Meptin kid air (大塚)		プロカテロール塩酸塩水和物 (procaterol hydrochloride hydrate)	—	100	成人：1 回 4 吸入（最大 16 回/日) 小児：1 回 2 吸入（最大 8 吸入/日)
	サルタノール Sultanol (GSK)		サルブタモール硫酸塩 (salbutamol sulfate)	—	200	成人：1 回 2 吸入（最大 8 回/日) 小児：1 回 1 吸入（最大 4 吸入/日)
SAMA	アトロベントエロゾル Atrovent (帝人)		イプラトロピウム臭化物水和物（ipratropium bromide hydrate)	—	200	成人：1 回 1～2 噴射を 1 日 3～4 回

レスピマット：スピリーバ（NBI）

- ソフトミストインヘラーは約1.5秒間かけてゆっくり噴射するため吸気力が弱くても吸入可能であり同調しやすい．
- 粒子が小さいため末梢気道まで到達しやすい．
- 無臭なので「アルコール過敏症」にも使用できる．
- 薬剤がなくなったらロックされるため適切にデバイスを切り替えられる．

	商品名	写真	成分	規格	回数	用法・用量
LAMA	スピリーバ Spiriva (NBI)		チオトロピウム臭化物水和物 (tiotropium bromide hydrate：TIO)	1.25	60	成人：1回2吸入1日1回
				2.5	60	成人：1回2吸入1日1回 COPD 成人：1回2吸入1日1回

ディスカス：フルタイド，セレベント，アドエア（GSK）

- 操作が簡便である．

	商品名	写真	成分	規格	回数	用法・用量
ICS	フルタイド Flutide (GSK)		フルチカゾンプロピオン酸エステル (fluticasone propionate：FP)	50	60	成人：1回100 μgを1日2回，最大800 μg/日 小児：1回50 μgを1日2回，最大200 μg/日
				100	60	
				200	60	
LABA	セレベント Serevent (GSK)		サルメテロールキシナホ酸塩 (salmeterol xinafoate：SM)	—	60	成人：1回1吸入　1日2回
ICS/LABA	アドエア Adoair (GSK)		フルチカゾンプロピオン酸エステル/サルメテロールキシナホ酸塩（fluticasone propionate/salmeterol xinafoate：FP/SM)	100	28	成人：1回1吸入　1日2回 小児：アドエア100ディスカスのみ1回1吸入1日2回 COPD 成人：(250) 1回1吸入1日2回
					60	
				250	28	
					60	
				500	28	
					60	

エリプタ：アニュイティ，レルベア，テリルジー（GSK）

- デバイス操作が簡単で誤操作が少ない．

	商品名	写真	成分	規格	回数	用法・用量
ICS	アニュイティ Arnuity (GSK)		フルチカゾンフランカルボン酸エステル (fluticasone furoate：FF)	100	30	成人：1回1吸入1日1回
				200	30	
ICS/ LABA	レルベア Relvar (GSK)		フルチカゾンフランカルボン酸エステル/ビランテロールトリフェニル酢酸 (fluticasone furoate/vilanterol trifenatate：FF/VI)	100	14	成人：1回1吸入1日1回
					30	COPD 成人：1回1吸入1日1回
				200	14	成人：1回1吸入1日1回
					30	
ICS/ LABA/ LAMA	テリルジー Trelegy (GSK)		フルチカゾンフランカルボン酸エステル/ビランテロールトリフェニル酢酸塩/ウメクリジニウム臭化物 (fluticasone furoate/vilanterol trifenatate/umeclidinium bromide：FF/VI/UMEC)	100	14	成人：1回1吸入1日1回
					30	COPD 成人：1回1吸入1日1回
				200	14	成人：1回1吸入1日1回
					30	

タービュヘイラー：パルミコート，シムビコート（AZ）

- パルミコート，シムビコートは薬剤量の微調節ができる．
- シムビコートは喘息増悪時にSMART療法*ができる．

* SMART療法：長期管理と発作治療を合わせて1日8吸入までとするが，一時的に1日合計12吸入まで増量可能である．ただし，1日8吸入を超える場合は速やかに医療機関を受診するよう患者に説明する．

	商品名	写真	成分	規格	回数	用法・用量
ICS	パルミコート Pulmicort (AZ)		ブデソニド (budesonide：BUD)	100	112	成人：1回100～400 μgを1日2回（最大：1600 μg/日） 小児：1回100～200 μgを1日2回（最大：800 μg/日）
				200	56	
					112	
ICS/ LABA	シムビコート Symbicort (AZ)		ブデソニド/ホルモテロールフマル酸塩水和物 (budesonide/formoterol fumarate hydrate：BUD/FM)	—	60	成人：1回1～2吸入1日2回（最大：1回4吸入1日2回合計8吸入/日） COPD 成人：1回2吸入1日2回

ブリーズヘラー：アテキュラ，エナジア（ノバルティス）

- 両側のボタンを「カチッ」と音がするまで1回だけ押し，指を離す．
- 吸入時に「カラカラ」と鳴っていることを確認する．
- 吸入後に残薬がないことを確認する．
- カプセルは絶対に飲まないように説明する．

	商品名	写真	成分	規格	個包装	用法・用量
ICS/LABA	アテキュラ Atectura (ノバルティス)		インダカテロール酢酸塩/モメタゾンフランカルボン酸エステル (indacaterol acetate/mometasone furoate：IND/MF)	低用量	14	成人：1回1カプセル　1日1回
				中用量	14	
				高用量	14	
ICS/LABA/LAMA	エナジア Enerzair (ノバルティス)		インダカテロール酢酸塩/モメタゾンフランカルボン酸エステル/グリコピロニウム臭化物 (indacaterol acetate/mometasone furoate/glycopyrronium bromide：IND/MF/GLY)	中用量	14 | 28	成人：1回1カプセル　1日1回
				高用量	14 | 28	

ツイストヘラー：アズマネックス（MSD）

- デバイス操作が簡便である.
- 薬剤がなくなったらロックされるため適切にデバイスを切り替えられる.

	商品名	写真	成分	規格	回数	用法・用量
ICS	アズマネックス Asmanex (MSD)		モメタゾンフランカルボン酸エステル (mometasone furoate：MF)	100	60	成人：1回100 μgを1日2回吸入. 1日最大用量800 μg
				200	60	

スイングヘラー：メプチン（大塚）

- 喘息増悪の治療時にのみ用いる.
- 成人は1回に1～2吸入, 1日最大4回8吸入まで.
- 小児は1回に1吸入, 1日最大4回4吸入まで.

	商品名	写真	成分	規格	回数	用法・用量
SABA	メプチン Meptin (大塚)		プロカテロール塩酸塩水和物 (procaterol hydrochloride hydrate, PRO)	—	100	喘息発作時 成人：1回20 μg（2吸入） 小児：1回10 μg（1吸入）

吸入液：パルミコート（AZ）

- ジェットネブライザーを使用する（ただし, コロナ禍では個室での使用が望ましい）.
- 小児・高齢者・ハンディキャップなどデバイス操作ができない症例でも介助があれば可能である.
- 同調が不要である.

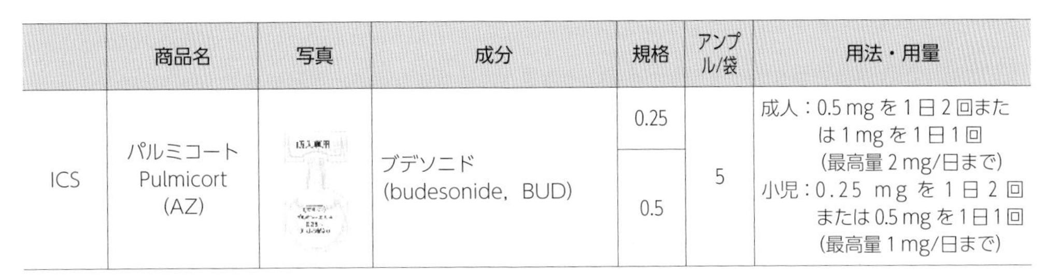

	商品名	写真	成分	規格	アンプル/袋	用法・用量
ICS	パルミコート Pulmicort (AZ)		ブデソニド (budesonide，BUD)	0.25	5	成人：0.5 mg を 1 日 2 回または 1 mg を 1 日 1 回 (最高量 2 mg/日まで) 小児：0.25 mg を 1 日 2 回または 0.5 mg を 1 日 1 回 (最高量 1 mg/日まで)
				0.5		

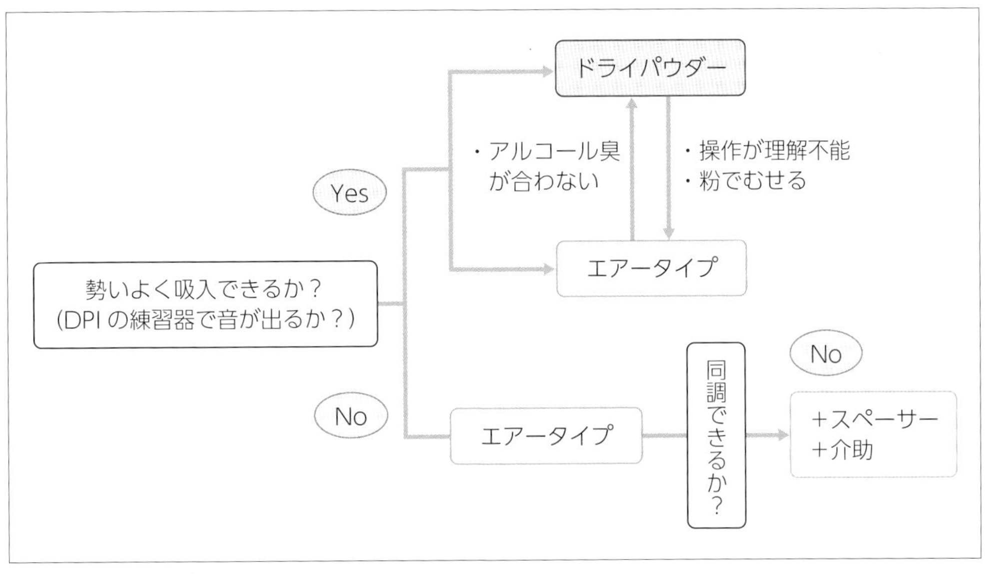

図 4-3　吸入デバイスの選択フローチャート

- 患者背景に合ったデバイスを選択する．
- 吸入手技の確認が必要である．
- 薬剤師の吸入指導報告書も参考にする．

4-1-6　吸入指導（共通事項）

吸入操作の共通事項

- 背筋を伸ばして十分に息を吐く（DPI は，吸入口に息がかからないように吐く）．
- アゴと吸入器の末端を少し上げて，吸入器のベクトルを気管方向に向ける．
- pMDI は吸入口を歯で軽く咥えて口角に隙間を作り，隙間から噴射と同時に空気も吸い込む．
- DPI，SMI は空気漏れがないように吸入口をしっかり咥えて口角が開かないようにする．
- pMDI，SMI はゆっくり大きく吸入する．
- DPI は勢いよく大きく吸入する．
- 口からデバイスを外して約 5 秒間息止めをする．
- ゆっくり吐く．

- うがいをする（口の中3回，ノドの奥3回ずつ）.
- 口腔内局所副作用の予防には使用前の飲水を勧める．使用後はうがいの後にも飲水・飲食を勧める.
- 夜間のSMART療法時や乗り物の中など，うがいが不可能な場合は飲水して口腔内・咽頭部を洗い流す.
- pMDIで同調が困難な場合はスペーサーを使用する．スペーサーの掃除方法についても説明する.

初回吸入指導時のポイント（図4-4）

- ICSの必要性を説明する（最も気道の炎症を抑えて世界中で使われる一番基本となる喘息薬である）.
- ステロイド薬への抵抗を払拭する（内服・注射より約1/10の投与量で済むので副作用は最小限である）.
- 副作用を伝える（ICS：嗄声や口腔内カンジダ症など，LABA：動悸，頭痛，振戦など）．小児の身長に関しては使用開始後1年間で0.48 cm程度の抑制が生じ，成人期までフォローした報告では1.2 cm程度の抑制が認められる：『小児気管支喘息治療・管理ガイドライン』2017年版および2020年版のCQ1の解説を参照）.
- 本人のみでは理解できないような場合（小児，高齢者，障がい者の方など）はキーパーソンに立ち会いを求める.
- パンフレットのみの説明では不十分であるため，吸入指導動画（図4-5），実薬・練習器具を使って丁寧に説明する.
- 初回の空うちの回数は統一されていない．なるべく薬剤師がセッティングをしてから渡す.
- 休薬してしまったときの空うちの回数も説明しておく.

2回目以後の吸入指導時のポイント

- 自己判断での中止や減量などがないかを確認する.
- 吸入回数を守れているかを確認する（患者さんに答えさせたほうがよい）.
- SABA，SMART療法の回数を把握する.
- 実薬・練習器具を使って正しい吸入操作ができているかを確認する.
- 吸入後のうがい，吸入口の掃除，スペーサーの洗浄などができているかを確認する.
- 副作用の出現の有無を確認する.

4-1-7 吸入手技のチェックについて

- 吸入指導は，初回導入時のみではなく，正しい吸入操作を確認できるまでは「毎回チェックする」ことが望ましい.
- 喘息増悪時にも，適宜，吸入操作の再確認を行う.

- 吸入指導を行う薬剤師との連携を密にとる．
- 薬剤師には，吸入薬指導加算が2020年4月より算定できる．吸入指導箋の記載が必要であり，図4-6，図4-7を出力して使用可能である．
- 吸入操作に問題があれば対応策・変更を考慮する．

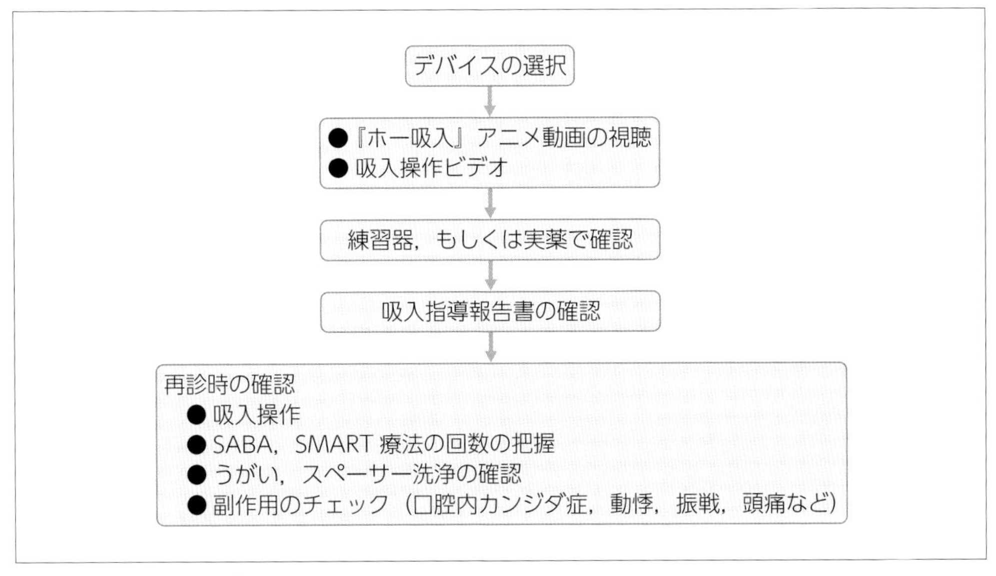

図4-4　吸入指導の流れ

◎スペーサー使用

- 6歳未満または65歳以上の患者でICSに吸入補助器具を必要とする者に対しては，「喘息治療管理料2（初回に限り280点）」が算定でき，吸入補助器具を提供して服薬指導を行う．指導にあたっては，吸入補助器具の使用方法などについて文書を用いて説明し，指導内容の要点を診療録に記載する．

◎吸入時の舌下げ『ホー吸入』について

- 吸入薬の流入経路の途中には舌があるため，付着すると気道内への到達量が減ってしまう．
- 吸入時には，舌を下げノドの奥を拡げて「薬の通り道」を広く保つことが望ましい[1-3]．
- 「ホー」の発音が最も舌が下がるとともに喉の奥が広がり，口先が閉じるため『ホー吸入』と命名した．
- アゴと吸入器の後ろを少し上げて，吸入器のベクトルを気管方向に向ける．

1) Horiguchi T, Kondo R. Determination of the preferred tongue position for optimal inhaler use. J Allergy Clin Immunol Pract. 2018; 6: 1039-41.e3.
2) Yoshida T, Kondo R, Horiguchi T. A comparison of posterior pharyngeal wall areas between different tongue positions during inhalation. J Allergy Clin Immunol Pract. 2019; 7: 743-45.e1.
3) Yokoi T, Kondo R, Horiguchi T. Residual fluticasone in the oral cavity after inhalation with different tongue positions. J Allergy Clin Immunol Pract. 2019; 7: 1668-70.

◎『ホー吸入』動画について

- 『ホー吸入』を解説した動画・パンフレットを日本喘息学会ホームページで閲覧することができる.

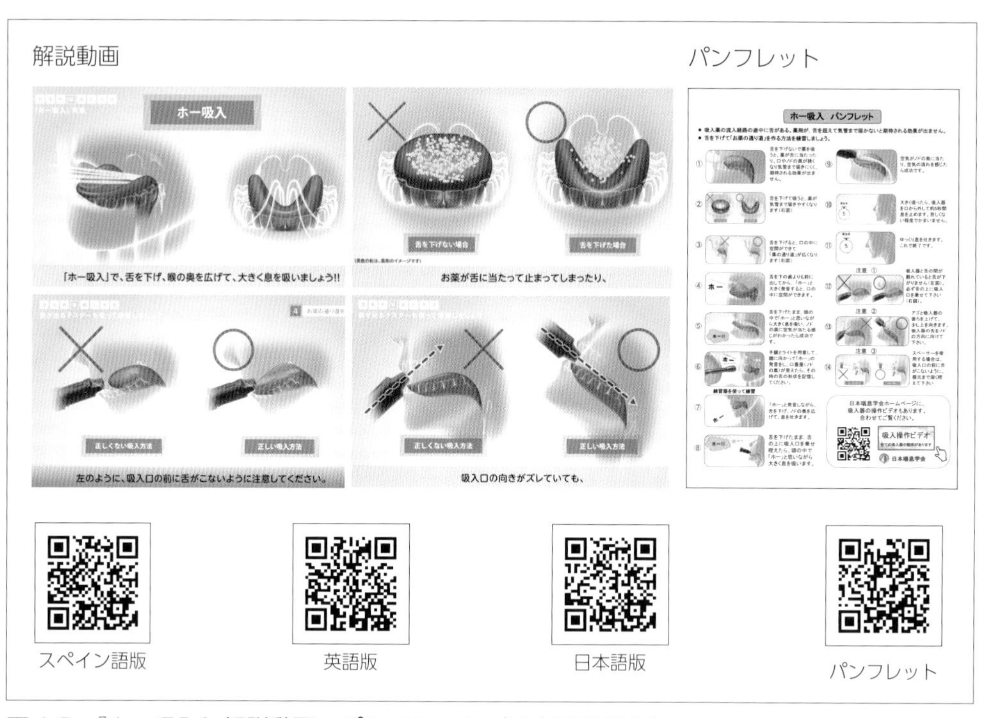

図 4-5 『ホー吸入』解説動画・パンフレット（日本喘息学会）

- 日本喘息学会ホームページでは，各吸入デバイスの吸入手技などを動画で閲覧することが可能で，患者指導にお役立ていただけるよう以下にホームページの QR コードを示す.

日本喘息学会ホームページ

●吸入操作ビデオ一覧

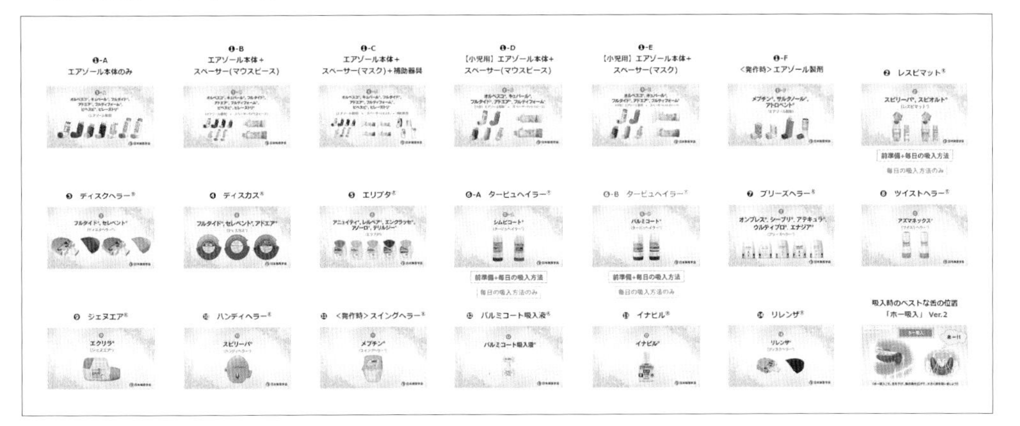

日本喘息学会「吸入操作ビデオ」ページ

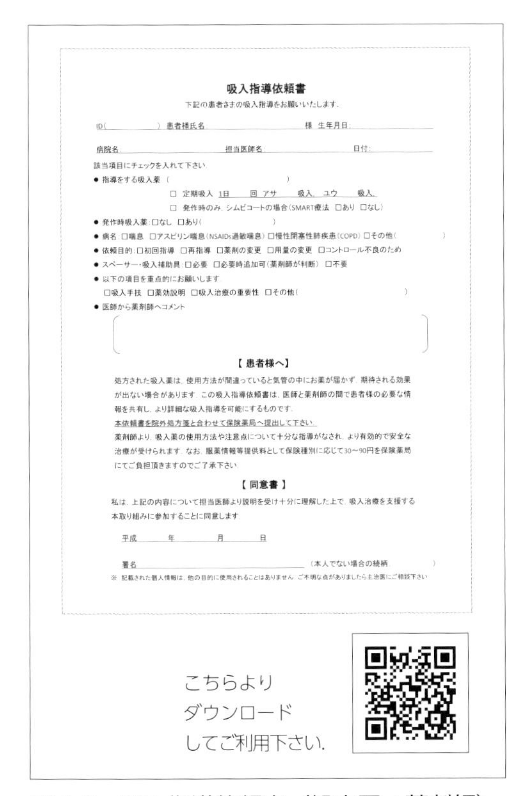

吸入指導依頼書

下記の患者さまの吸入指導をお願いいたします.

ID(　　　) 患者様氏名:　　　様　生年月日:

病院名:　　　担当医師名:　　　日付:

該当項目にチェックを入れて下さい.

- 指導をする吸入薬（　　　）
  - □ 定期吸入 1日　回 アサ　吸入, ユウ　吸入.
  - □ 発作時のみ, シムビコートの場合(SMART療法 □あり □なし)
- 発作時吸入薬:□なし □あり(　　　)
- 病名:□喘息 □アスピリン喘息(NSAIDs過敏喘息) □慢性閉塞性肺疾患(COPD) □その他(　　　)
- 依頼目的:□初回指導 □再指導 □薬剤の変更 □用量の変更 □コントロール不良のため
- スペーサー・吸入補助具:□必要 □必要時追加可(薬剤師が判断) □不要
- 以下の項目を重点的にお願いします.
  □吸入手技 □薬効説明 □吸入治療の重要性 □その他(　　　)
- 医師から薬剤師へコメント

【患者様へ】

処方された吸入薬は, 使用方法が間違っていると気管の中にお薬が届かず, 期待される効果が出ない場合があります. この吸入指導依頼書は, 医師と薬剤師の間で患者様の必要な情報を共有し, より詳細な吸入指導を可能にするものです.
本依頼書を院外処方箋と合わせて保険薬局へ提出して下さい.
薬剤師より, 吸入薬の使用方法や注意点について十分な指導がなされ, より有効的で安全な治療が受けられます. なお, 服薬情報等提供料として保険種別に応じて30～90円を保険薬局にてご負担頂きますのでご了承下さい.

【同意書】

私は, 上記の内容について担当医師より説明を受け十分に理解した上で, 吸入治療を支援する本取り組みに参加することに同意します.

平成　年　月　日

署名　　　（本人でない場合の続柄　　　）

※ 記載された個人情報は, 他の目的に使用されることはありません. ご不明な点がありましたら主治医にご相談下さい.

こちらより
ダウンロード
してご利用下さい.

図 4-6　吸入指導依頼書（処方医⇒薬剤師）（日本喘息学会）

吸入指導報告書

下記の患者様の吸入指導を行いましたので報告いたします.

患者氏名:　　　様　生年月日　　　ID(　　　)

★指導した吸入薬（　　　）
□ 定期吸入 1日　回（アサ　吸入, ユウ　吸入）
□ 発作時のみ, シムビコートの場合(SMART療法 □あり □なし)

□実薬を用いた指導 □練習器を用いた指導 □パンフレット・動画を用いた指導 □口頭説明のみ
□スペーサー・吸入補助具の説明
練習トレーナーの吸入音 □鳴った □鳴らない □トレーナーを使用していない

○ 理解できている　△ 再確認が必要　× 理解できない				
デバイス操作	吸入回数の把握	吸入前の息吐き	吸入時の舌下げ理解 ※1	吸入速度 ※2
息止め	うがい	残数の確認	スペーサー・吸入補助具の理解	吸入口を拭いて清潔に保つ

※1:吸入時には, 舌を下げ, 喉の奥を拡げて吸入すると, より気管内に薬剤が到達する.
※2:エアゾール:ゆっくり大きく吸う. ドライパウダー:勢いよく大きく吸う.

『ホー吸入』動画

間違っていた点
指導した内容

副作用 □ なし □ あり（　　　）

総合評価
□ 吸入操作は, 正しく行われています
□ 再指導が必要(　　か月後)
□ 吸入薬の変更を考慮して下さい
□ 吸入薬の使用は困難

理由

薬局名:　　　担当薬剤師名:　　　日付:

記載後, お手数ですが下記連絡先までFAXをお願いいたします.
医療機関名:
TEL:
FAX:

※個人情報の保護に関する法律, 個人情報に関する関連諸法令, 関連省庁などのガイドラインを遵守し, 適切に取り扱います.

こちらより
ダウンロード
してご利用下さい.

図 4-7　吸入指導報告書（薬剤師⇒処方医）（日本喘息学会）

4-1-8　その他の抗喘息薬（長期管理薬）

- 喘息の重症度とコントロール状態に応じた内服薬を選択する（**表 4-7**）.
- 経口ステロイド薬の長期投与が必要な症例は，専門医への紹介が望ましい.

表 4-7　その他の抗喘息薬

	薬剤名	一般名，商品名，用法・用量	効果・特徴・副作用
抗炎症薬	ロイコトリエン受容体拮抗薬	プランルカスト水和物（pranlukast hydrate） **オノン Onon（小野）** 成人：カプセル（112.5 mg）4C/2×N，小児：ドライシロップ（10％　100 mg/g）：1 日 7 mg/kg を 2 回分服（朝・夕食後）1 日最高用量 10 mg/kg 450 mg/日まで モンテルカストナトリウム（montelukast sodium） **シングレア Singulair（MSD）** **キプレス Kipres（杏林）** 成人：錠（10 mg）1T/1×vds，小児：(1〜6 歳未満）細粒（4 mg）1 包/1×vds，(6〜15 歳未満）チュアブル錠（5 mg）1T/1×vds	選択的にロイコトリエン受容体に拮抗し，抗炎症作用，気管支収縮抑制作用を示す. 気道内の炎症を強力に抑え，気管支拡張作用も併せ持つ. 蕁麻疹・胃部不快感など
抗炎症薬	抗アレルギー薬（Th2 サイトカイン阻害薬）	スプラタストトシル酸塩（suplatast tosilate） **アイピーディ IPD（大鵬）** 成人：カプセル（100 mg）3C/3×N，小児：ドライシロップ　1 回 3 mg/kg を 1 日 2 回，（3〜5 歳未満）75 mg/2×N，（5〜11 歳未満）150 mg/2×N，（11 歳〜）200 mg/2×N	アレルギー体質を改善させる. 効果発現に 2 週間以上かかるため内服継続が必要である. 胃部不快感・下痢など
抗炎症薬	経口ステロイド薬	プレドニゾロン（prednisolone） **プレドニゾロン Prednisolone（各社）** 錠（1 mg，5 mg），散（1%）：1 日 5〜60 mg を 1〜4 回分服 ベタメタゾン（betamethasone） **リンデロン Rinderon（塩野義）** 錠（0.5 mg），散（0.1%），シロップ（0.1 mg/mL）　成人：1 日 0.5〜8 mg を 1〜4 回分服，小児：1 日 0.15〜4 mg を 1〜4 回分服	最も強く気道内の炎症を抑える. 各種薬剤で効果不十分な重症持続型に投与する. 骨粗鬆症・糖尿病・易感染性など
気管支拡張薬	長時間作用性交感神経刺激薬	ツロブテロール塩酸塩（tulobuterol hydrochloride） **ホクナリンテープ Hokunalin Tape（マイラン EPD）** 成人：1 回 2 mg を 1 日 1 回，小児：(0.5〜3 歳未満）0.5 mg を 1 日 1 回，(3〜9 歳未満）1 mg を 1 日 1 回，(9 歳〜）2 mg を 1 日 1 回 プロカテロール塩酸塩水和物（procaterol hydrochloride） **メプチン Meptin（大塚）** 錠（50 μg），ミニ錠（25 μg），シロップ（5 μg/mL），ドライシロップ（50 μg/g）成人：1 回 50 μg を 1 日 2 回，小児：(6 歳未満）1 回 1.25 μg/kg を 1 日 2〜3 回，(6 歳以上）1 回 25 μg を 1 日 1〜2 回	気道内の炎症を抑える効果はないので，抗炎症薬との併用が必須である. 心悸亢進・振戦・頭痛など 貼付：かぶれ
気管支拡張薬	テオフィリン製剤	**キサンチン誘導体** テオフィリン徐放製剤（theophylline） **テオドール Theodur（田辺三菱）** 錠（100 mg，200 mg：成人のみ）成人：1 回 200 mg を 1 日 2 回（朝・就寝前），1 回 400 mg を 1 日 1 回（就寝前），小児：1 回 100〜200 mg を 1 日 2 回（朝・就寝前） **テオロング Theolong（エーザイ）** 錠（50 mg，100 mg，200 mg：成人のみ）　成人：1 回 200 mg を 1 日 2 回（朝・就寝前），小児：1 回 100〜200 mg を 1 日 2 日（朝・就寝前） **ユニフィル Uniphyl（大塚）** 錠（100 mg，200 mg，400 mg）成人：1 回 400 mg を 1 日 1 回（夕食後）高齢者には低用量（例えば 200 mg/日）から開始することが望ましい	気管支拡張作用に加え，弱い抗炎症作用も持つ. 血中テオフィリン濃度を定期的に測定する. 心悸亢進・悪心など

4-1-9　生物学的製剤（表 4-8）

- 重症喘息で全身性ステロイド療法を 1 年に 2 回以上必要とするケースなどは，専門医に紹介し，各種の生物学的製剤の使用が検討されるべきである．
- 重症喘息とは「コントロールに高用量 ICS および LABA に加えて，その他の長期管理薬（および/または全身性ステロイド薬）による治療を要する喘息，またはこれらの治療によってもコントロール不良である喘息」と定義される．
- 喘息診断の再確認および他疾患の除外，副鼻腔炎などの診断と治療，アレルゲンや受動喫煙などの増悪因子からの回避，そして服薬アドヒアランスや吸入手技の改善によっても上記を満たす場合は，生物学的製剤の導入を検討する．
- 生物学的製剤は，IgE，IL-4/IL-13，IL-5，TSLP など，主に 2 型炎症と関連する分子を標的としている．喘息の病型によって効果が異なるため，薬剤の選択にあたってはバイオマーカーの測定が必須である（**表 4-8**）．血中好酸球数，呼気中一酸化窒素濃度（FeNO），血清総 IgE 値，アレルゲン特異的 IgE 抗体を測定する（**図 4-8**）．
- 薬剤の適応は血中好酸球数と FeNO を軸として分類されるが（**図 4-9**），複数の薬剤が適応となり得るため，アレルギー疾患の併存症，費用，投与間隔，自己注射の可否，長期安全性も考慮して選択する（**表 4-8**）．

表 4-8　生物学的製剤一覧表

	抗 IgE 抗体	抗 IL-5 抗体	抗 IL-5Rα 抗体	抗 IL-4Rα 抗体	抗 TSLP 抗体
一般名	オマリズマブ	メポリズマブ	ベンラリズマブ	デュピルマブ	テゼペルマブ
適応年齢	6歳以上	6歳以上	15歳以上	12歳以上	12 歳以上（米国）
商品名	ゾレア	ヌーカラ	ファセンラ	デュピクセント	テゼスパイア
基本的な対象	アトピー型重症喘息（通年性吸入抗原感作例）で血清総 IgE 値 30～1,500 IU/mL	重症喘息で血中好酸球数 150/μL 以上または過去 12 か月間に 300/μL 以上	重症喘息で血中好酸球数 150/μL 以上または過去 12 か月間に 300/μL 以上	重症喘息で血中好酸球数 150/μL 以上または FeNO25 ppb 以上，血清総 IgE 値 167 IU/mL 以上	バイオマーカーには関わらず重症喘息
増悪抑制効果	◎	◎	◎	◎	◎
ステロイド減量	○	◎	◎	◎	△
呼吸機能改善	○	◎	◎	◎	◎
併存症への保険適用	特発性慢性蕁麻疹・季節性アレルギー性鼻炎	好酸球性多発血管炎性肉芽腫症（300 mg）		アトピー性皮膚炎・鼻茸を伴う慢性副鼻腔炎	
重症喘息への投与法	体重と血清総 IgE 値から投与量と間隔を決定（4-1-10 表 4-9，表 4-10）	100 mg，4 週毎 小児（6 歳以上 12 歳未満）：40 mg，4 週毎	30 mg を当初 3 回 4 週毎，その後は 8 週毎	初回 600 mg，その後は 1 回 300 mg を 2 週毎	210 mg，4 週毎
自己注射	○	○		○	

表に示す効果は，無作為化二重盲検偽薬対照試験で確認された場合は「◎」，メタ解析や非偽薬対照試験で確認された場合は「○」，サブグループ解析のみで示唆された場合は「△」とする．

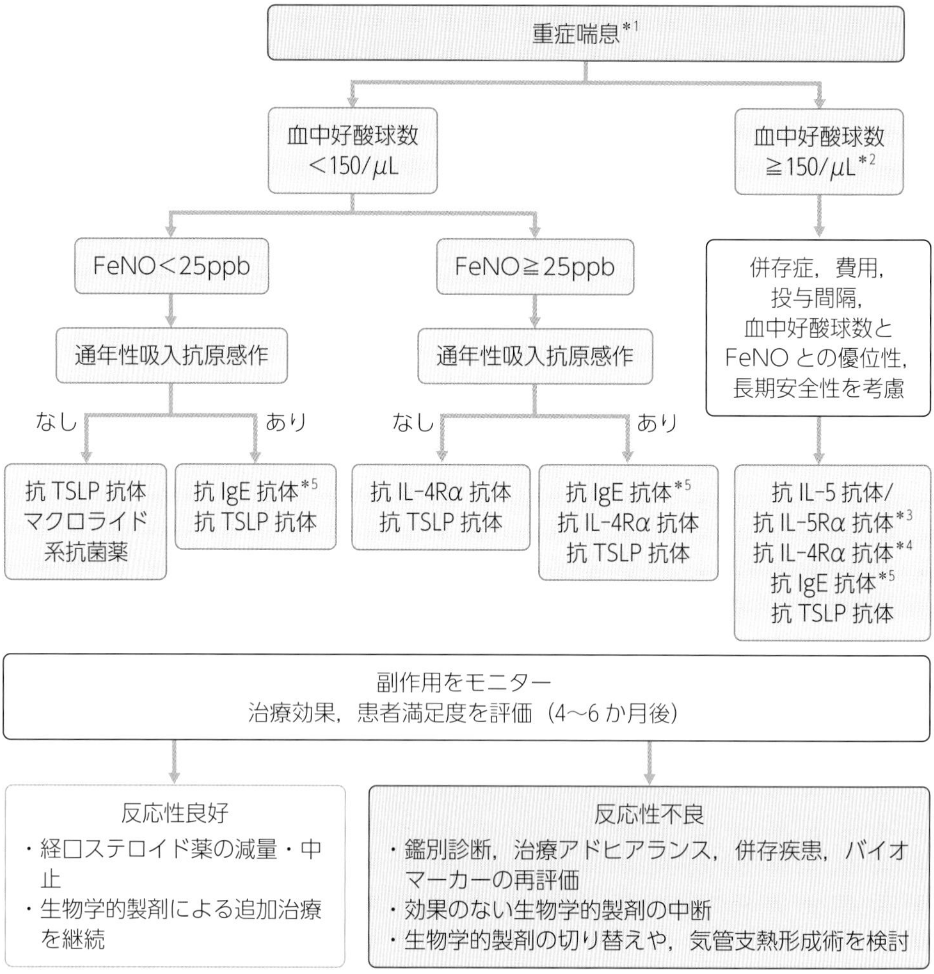

重症喘息[*1]

血中好酸球数＜150/μL

- FeNO＜25ppb
  - 通年性吸入抗原感作
    - なし → 抗 TSLP 抗体／マクロライド系抗菌薬
    - あり → 抗 IgE 抗体[*5]／抗 TSLP 抗体
- FeNO≧25ppb
  - 通年性吸入抗原感作
    - なし → 抗 IL-4Rα 抗体／抗 TSLP 抗体
    - あり → 抗 IgE 抗体[*5]／抗 IL-4Rα 抗体／抗 TSLP 抗体

血中好酸球数≧150/μL[*2]

- 併存症，費用，投与間隔，血中好酸球数と FeNO との優位性，長期安全性を考慮
  - 抗 IL-5 抗体/抗 IL-5Rα 抗体[*3]／抗 IL-4Rα 抗体[*4]／抗 IgE 抗体[*5]／抗 TSLP 抗体

副作用をモニター
治療効果，患者満足度を評価（4〜6 か月後）

反応性良好
- 経口ステロイド薬の減量・中止
- 生物学的製剤による追加治療を継続

反応性不良
- 鑑別診断，治療アドヒアランス，併存疾患，バイオマーカーの再評価
- 効果のない生物学的製剤の中断
- 生物学的製剤の切り替えや，気管支熱形成術を検討

＊1：以下を評価し，対応したのちに「重症喘息」と診断する．
1）喘息診断の妥当性
2）吸入手技と治療アドヒアランス
3）増悪因子の回避（アレルゲン，刺激物，喫煙など）
4）併存疾患の評価と治療（鼻茸を伴う慢性副鼻腔炎，EGPA，アレルギー性鼻炎など）

＊2：血中好酸球数 1,500/μL 以上の場合は，血液疾患，寄生虫感染症，その他の好酸球増加症を除外する．経口ステロイド薬を内服中の場合は過去の血中好酸球数も参考にする．

＊3：相対的に血中好酸球数高値の場合は優先的に使用を考慮する．抗 IL-5 抗体は EGPA に適応を有する．

＊4：相対的に FeNO が高値の場合や鼻茸を伴う慢性副鼻腔炎を有する場合は，優先的に使用を考慮する．アトピー性皮膚炎にも適応を有する．血中好酸球数 1,500/μL 以上では安全性や効果は十分に検討されていない．

＊5：血清総 IgE 値が低値の場合は，安価に投与できる．重症季節性アレルギー性鼻炎，特発性の慢性蕁麻疹に適応を有する．

図 4-8　コントロール不良な成人重症喘息の治療アルゴリズム

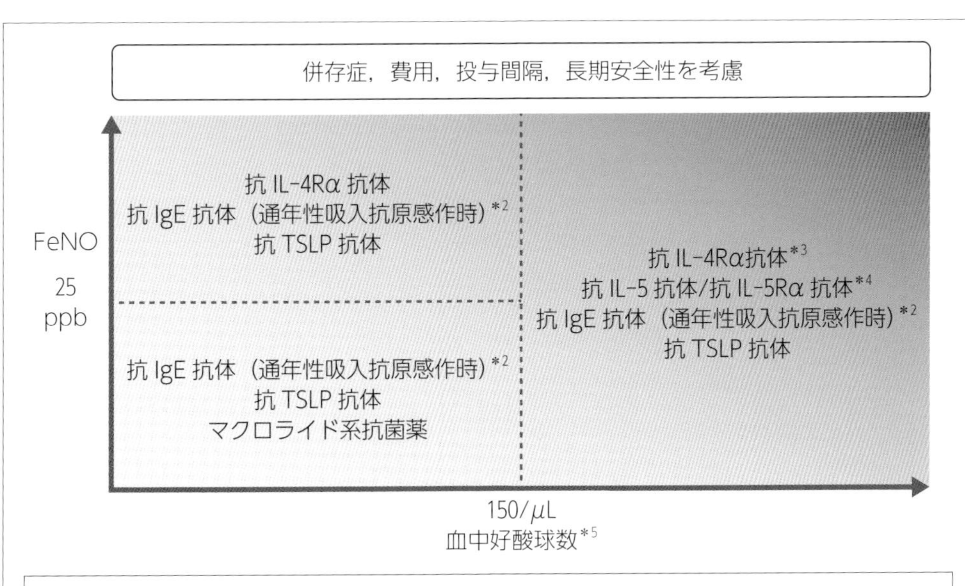

＊1　以下を評価し，対応したのちに，重症喘息と診断する．
1）喘息診断の妥当性
2）吸入手技と治療アドヒアランス
3）危険因子の回避（アレルゲン，刺激物，喫煙など）
4）併存疾患の評価と治療（鼻茸を伴う慢性副鼻腔炎，EGPA，アトピー性皮膚炎など）

＊2　血清総 IgE 値が低値の場合は，安価に投与できる．重症季節性アレルギー性鼻炎，特発性の慢性蕁麻疹に適応を有する．

＊3　相対的に FeNO が高値の場合や，鼻茸を伴う慢性副鼻腔炎を有する場合は，優先的に使用を考慮する．アトピー性皮膚炎にも適応を有する．血中好酸球数 1,500/μL 以上では，安全性や効果は十分に検討されていない．

＊4　相対的に血中好酸球数高値の場合は，優先的に使用を考慮する．抗 IL-5 抗体は EGPA に適応を有する．

＊5　血中好酸球数 1,500/μL 以上の場合は，血液疾患，寄生虫感染症，その他の好酸球増加症を除外する．経口ステロイド薬を内服中の場合は過去の血中好酸球数も参考にする．

図 4-9　バイオマーカーで分類したコントロール不良な成人重症喘息の治療選択[*1]

4-1-10 抗 IgE 抗体オマリズマブの体重・血清総 IgE 値からの投与量換算表（1 回投与量；mg）

表 4-9 4 週間毎投与：IgE 抗体価＞700 IU/mL（記載のない欄）は「2 週間毎投与」（表 4-10）を参照

投与前の血清総 IgE 値 (IU/mL)	体重（kg）									
	＞20～25	＞25～30	＞30～40	＞40～50	＞50～60	＞60～70	＞70～80	＞80～90	＞90～125	＞125～150
＞30～100	75	75	75	150	150	150	150	150	300	300
＞100～200	150	150	150	300	300	300	300	300	450	600
＞200～300	150	150	225	300	300	450	450	450	600	
＞300～400	225	225	300	450	450	450	600	600		
＞400～500	225	300	450	450	600	600				
＞500～600	300	300	450	600	600					
＞600～700	300		450	600						

表 4-10 2 週間毎投与：アミ伏せ部分は投与不可

投与前の血清総 IgE 値 (IU/mL)	体重（kg）									
	＞20～25	＞25～30	＞30～40	＞40～50	＞50～60	＞60～70	＞70～80	＞80～90	＞90～125	＞125～150
＞200～300										375
＞300～400									450	525
＞400～500							375	375	525	600
＞500～600						375	450	450	600	
＞600～700		225			375	450	450	525		
＞700～800	225	225	300	375	450	450	525	600		
＞800～900	225	225	300	375	450	525	600			
＞900～1000	225	300	375	450	525	600				
＞1000～1100	225	300	375	450	600					
＞1100～1200	300	300	450	525	600					
＞1200～1300	300	375	450	525						
＞1300～1500	300	375	525	600						

4-1-11 喘息におけるアレルゲン免疫療法（AIT）

- AIT は病因アレルゲンを徐々に増量して長期投与する治療法である.
- 薬物療法とは異なり，疾患の自然経過に対する修飾効果を期待して行う.
- わが国での主たる治療標的は家塵ダニとスギ花粉である.
- 投与ルートには皮下注射法（SCIT）と舌下法（SLIT）がある（**表 4-11**）.
- 制御性 T 細胞の誘導また特異的 IgG_4 抗体の産生などが作用機序である.
- ダニ AIT は，喘息症状の改善，気道過敏性の改善，薬物減量効果を示し，また新規アレルゲン感作の拡大を抑制することが確認されている.
- ダニ AIT を小児喘息で行うと寛解率が向上することが指摘されている.
- ダニによるアレルギー性鼻炎・結膜炎合併例は AIT で鼻症状，眼症状も改善する.
- スギ花粉飛散時期に喘息の悪化がある例ではスギ AIT が有効性を示す.
- 開始時にはアレルゲン回避指導も十分に行い，治療開始は安定期とする.
- 適応年齢は，一般的には 5 歳以上である．小児での SLIT は適切に舌下投与ができる場合にのみ投与する.

表 4-11 アレルゲン特異的免疫療法

	皮下注射法（SCIT）	舌下法（SLIT）
主要アレルゲン	ダニ，スギ	ダニ，スギ
製剤商品名	治療用ダニアレルゲンエキス皮下注「トリイ」（鳥居） 治療用標準化アレルゲンエキス皮下注「トリイ」スギ花粉（鳥居）	ミティキュア（ダニ；鳥居） アシテア（ダニ；塩野義） シダキュア（スギ；鳥居）
適応症	ダニ感作喘息（軽症〜中等症で安定期%FEV_1 が 70%以上） ダニ感作アレルギー性鼻炎 スギ花粉症	ダニ感作アレルギー性鼻炎 スギ花粉症 ＊ミティキュアはダニアレルギー性鼻炎合併の軽症〜中等症アトピー型喘息で有効
導入	週 1〜2 回の注射で，維持量まで数か月間程度．専門施設では入院での急速法で行うこともある．維持注射は通常 2〜4 週毎に行う	初回投与は外来で行い，3 日〜1 週で維持量に到達．以降は外来処方にて維持量を投与する
効果	効果がやや高い可能性がある	効果がやや低い可能性がある
副反応（全身反応）	500〜1,000 回の注射で 1 回程度．100 万〜250 万回の注射で 1 回程度の致死的副作用発現の危険性	全身性副作用はほとんどない．アナフィラキシーは 1 億回の投与で 1 回程度報告されている
アドヒアランス	導入後は比較的良好	比較的良好だが国際的には経時的に低いとの報告が多い
治療期間	3 年以上	3 年以上
新規アレルゲン感作の抑制	期待できる	期待できる

●心・肝・腎・甲状腺疾患，自己免疫疾患などや妊娠中の開始は除外される．
●詳細は日本アレルギー学会から発行されている公式手引書を参照されたい．

4-1-12　漢方薬

●喘息治療において漢方薬は，吸入ステロイド薬を中心とした標準的治療（必須）に対して補完的な役割を果たす．症状だけでなく，患者の体質（“証”）を意識した薬剤選択を心掛けることが重要である．
●「月経喘息」には，当帰芍薬散，加味逍遙散，桂枝茯苓丸が有効なことがある．ただし，これらの薬剤は喘息に対する適応はない．
●臨床効果が認められない場合には，漠然とした長期処方を避ける．
●頻度の多い副作用としては，胃部不快感，嘔気がある．特徴的な副作用としては，柴胡（サイコ）や黄芩（オウゴン）を含む漢方薬に生じやすい間質性肺炎，甘草を含む薬剤によって生じる偽性アルドステロン症，低カリウム血症，浮腫，麻黄を含む薬剤によって生じる動悸，頻脈，不眠，大黄を含む薬剤によって生じる腹痛，下痢などがある．特に漢方薬を二剤以上処方する際には，生薬が重複する可能性があるため副作用に留意する．
●喘息に適応のある漢方薬を**表 4-12** に記載する．

表 4-12　喘息に適応のある漢方薬

薬剤名	成人喘息適応	小児喘息適応
五虎湯（ゴコトウ）	○	
柴陥湯（サイカントウ）	○*1	
柴朴湯（サイボクトウ）	○	○
小柴胡湯（ショウサイコトウ）	○	
小青竜湯（ショウセイリュウトウ）	○	
神秘湯（シンピトウ）	○	○*2
麦門冬湯（バクモンドウトウ）	○	
麻杏甘石湯（マキョウカンセキトウ）	○	○*2
麻黄湯（マオウトウ）	○*3	
苓甘姜味辛夏仁湯（リョウカンキョウミシンゲニントウ）	○	

＊1：コタローのみ適応あり
＊2：コタローは適応なし
＊3：ツムラとコタローのみ適応あり

4-2 急性増悪（発作）管理

4-2-1 急性増悪（発作）時の重症度評価

- 急性増悪（発作）時の重症度は，「軽度あるいはそれ以下」，「中等度」，「高度および重篤」と，大まかに3段階に分ける（**表 4-13**）．
  - ・苦しいが横になれるなら，軽度あるいはそれ以下の重症度．
  - ・苦しくて横になれないなら，中等度以上の重症度．救急外来受診が望ましい．
  - ・苦しくて動けないなら，高度以上の重症度．
- SpO_2 は有用．軽度ではほぼ正常値．ただし，頻呼吸によりかろうじて維持できている場合もあるので，身体所見も重視する．
- 以前に喘息発作を起こしたことのある患者ならば，まずは発作を疑って治療を開始しつつ，必要に応じて鑑別診断のための検査を行う．
- 増悪（発作）のきっかけについての問診（アレルゲン曝露，気候変動，上気道感染），PEF 値（普段測定している患者なら），脈拍，SpO_2，聴診，胸部エックス線撮影（発作時に見られる過膨張所見の確認だけでなく，気胸や肺炎の鑑別に有用），血液検査（白血球数，好酸球数，炎症所見），心電図検査（心疾患の鑑別）を考慮する．
- これまでの治療内容，今回の増悪（発作）で使用した薬剤と時刻，過去に生じたことのある副作用，NSAIDs 過敏喘息（アスピリン喘息）の有無を確認しておく．

表 4-13 喘息増悪（発作）の強度と発作治療ステップ

発作の強度	呼吸困難	動作	検査値の目安		発作治療ステップ
			PEF	SpO_2	
喘鳴／胸苦しい	急ぐと苦しい 動くと苦しい	ほぼ普通	80%以上	96%以上	発作治療ステップ1
軽度	苦しいが横になれる	やや困難			
中等度	苦しくて横になれない	かなり困難 かろうじて歩ける	60～80%	91～95%	発作治療ステップ2
高度	苦しくて動けない	歩行不能 会話困難	60%未満	90%以下	発作治療ステップ3
重篤	呼吸減弱 チアノーゼ 呼吸停止	会話不能 体動不能 錯乱 意識障害 失禁	測定不能	90%以下	発作治療ステップ4

4-2-2　急性増悪（発作）時の救急対応フロー

- 軽度あるいはそれ以下なら発作治療ステップ1，中等度では発作治療ステップ2，高度では発作治療ステップ3，重篤では発作治療ステップ4とする（**表4-13**）．ステップが上がると，治療はより濃厚な内容となる．
- 以下のフローでは発作治療ステップ1～3をまとめ直して示す．なお，発作治療ステップ4では気管挿管，人工呼吸管理あるいは蘇生が必要であり，入院設備の整った医療機関への搬送を考慮する．
- 軽度では，医師と打ち合わせておいた治療を実施可（発作治療ステップ1として，①短時間作用性 β_2 刺激薬吸入，を適用）．
- β_2 刺激薬やアミノフィリンの副作用である，頻脈，動悸，不整脈，振戦，消化器症状に留意する．
- 治療開始から数時間以内に症状改善が見られなければ入院を考慮．

救急対応の治療によって改善すれば帰宅可能である．増悪（発作）のきっかけを回避するために，本人や家族が喫煙者であれば禁煙を徹底させる．自宅で使用可能な短時間作用性吸入 β_2 刺激薬およびプレドニゾロン 20～30 mg/日（分1あるいは分2）内服薬3～5日分を処方し，喘息の症状が改善しない場合は早期にかかりつけ医または喘息の専門医を受診するよう指導する．

NSAIDs過敏喘息においては，コハク酸エステル型ステロイド（ヒドロコルチゾン，メチルプレドニゾロン，プレドニゾロン製剤の注射薬は，この型が多い）でも増悪し，注射薬に一般的に添加されることの多い添加物，保存剤（パラベンなど）でもしばしば増悪を来す．したがって，ステロイド注射薬としてはベタメタゾン4～8 mg，あるいはデキサメタゾン6.6～9.9 mgを1回量とし，必要あれば6時間ごとに点滴静注する．リン酸エステル型のヒドロコルチゾンは通常使用可能だが，一部で添加物に過敏な患者がいるため，点滴静注にて注意深く投与する．ステロイド内服薬はエステル化を行っていないので，使用における制約はない．

表 4-14　急性増悪（発作）時の救急対応フロー

①短時間作用性 β_2 刺激薬吸入（pMDI 吸入あるいはネブライザー）
pMDI は 1〜2 吸入を行う．SMART 療法中の患者であれば，ブデソニド／ホルモテロール吸入薬 1〜2 吸入追加でもよい（なお，これらの吸入は高度あるいは重篤な例では難しい場合もある）．COVID-19 などの流行時には，ネブライザーは十分な換気が必須．
②酸素吸入（鼻カニュラあるいはマスク）
中等度以上の増悪，あるいは頻呼吸が強い場合．SpO_2 95％前後を目標にする．

改善しなければ追加治療

一般的には③と④を用いる．⑤と⑥は必要時に考慮する．
③上記①の反復：20〜30 分間隔
④点滴静注（目安として下記薬剤を 200〜250 mL 輸液に詰めて 1 時間程度で投与）
・ステロイド薬（NSAIDs 過敏喘息の場合は第 5-6 章を参照）
ヒドロコルチゾン 200〜500 mg あるいはメチルプレドニゾロン 40〜125 mg
・アミノフィリン
普段内服していなければ 250 mg．内服しているなら半量あるいはさらに減量．
⑤即効性を期待したいときは 0.1％アドレナリン（商品名：ボスミン）0.1〜0.15 mL 皮下注
脈拍が増加するので，頻脈のある患者では回避あるいは減量する．
効果が見られるなら，20〜30 分ごとに数回繰り返してもよい．
⑥効果があるとわかっている患者では短時間作用性抗コリン薬吸入．

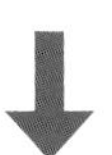

治療継続を要するなら

⑦上記①の反復：20〜30 分間隔
⑧点滴静注（主管で輸液を低速で流しつつ，薬剤を個別に側管から投与）
・ステロイド薬（NSAIDs 過敏喘息の場合は第 5-6 章を参照）
ヒドロコルチゾン 100〜200 mg あるいはメチルプレドニゾロン 40〜80 mg を 4〜6 時間ごと．
・アミノフィリン
通常の体格で血中濃度に影響を与える併用薬がなければ 500 mg/日を輸液ポンプを用いて 24 時間かけて点滴静注．血中濃度をモニターしつつ，適宜増減．
頻脈や振戦，呕気，嘔吐，不整脈などの副作用に留意する．
アミノフィリン 500 mg は，分子量換算でテオフィリン 400 mg に相当する．

補足：アドレナリン注は虚血性心疾患，緑内障〔開放隅角（単性）緑内障は可〕，甲状腺機能亢進症では禁忌，高血圧の存在下では血圧，心電図モニターを装着．

《小児》

- 小児喘息の急性増悪，中発作（咳嗽や軽度の喘鳴に加えて，呼気延長や呼吸困難を伴い，日常生活に影響がある程度）の第一選択薬は吸入 β_2 刺激薬である．
- β_2 刺激薬を 20～30 分ごとに 3 回吸入しても不変あるいは悪化する場合には入院加療とする．
- 乳幼児・学童のネブライザーの吸入は「生食 2 mL＋プロカテロール 0.3 mL」とする（COVID-19 などの流行時には，ネブライザーは十分な換気が必須）．
- 入院治療の適応は，①大発作，②外来治療で反応が悪い場合，③ 2 歳未満の中発作以上の増悪で β_2 刺激薬の反応が悪い場合，などである．

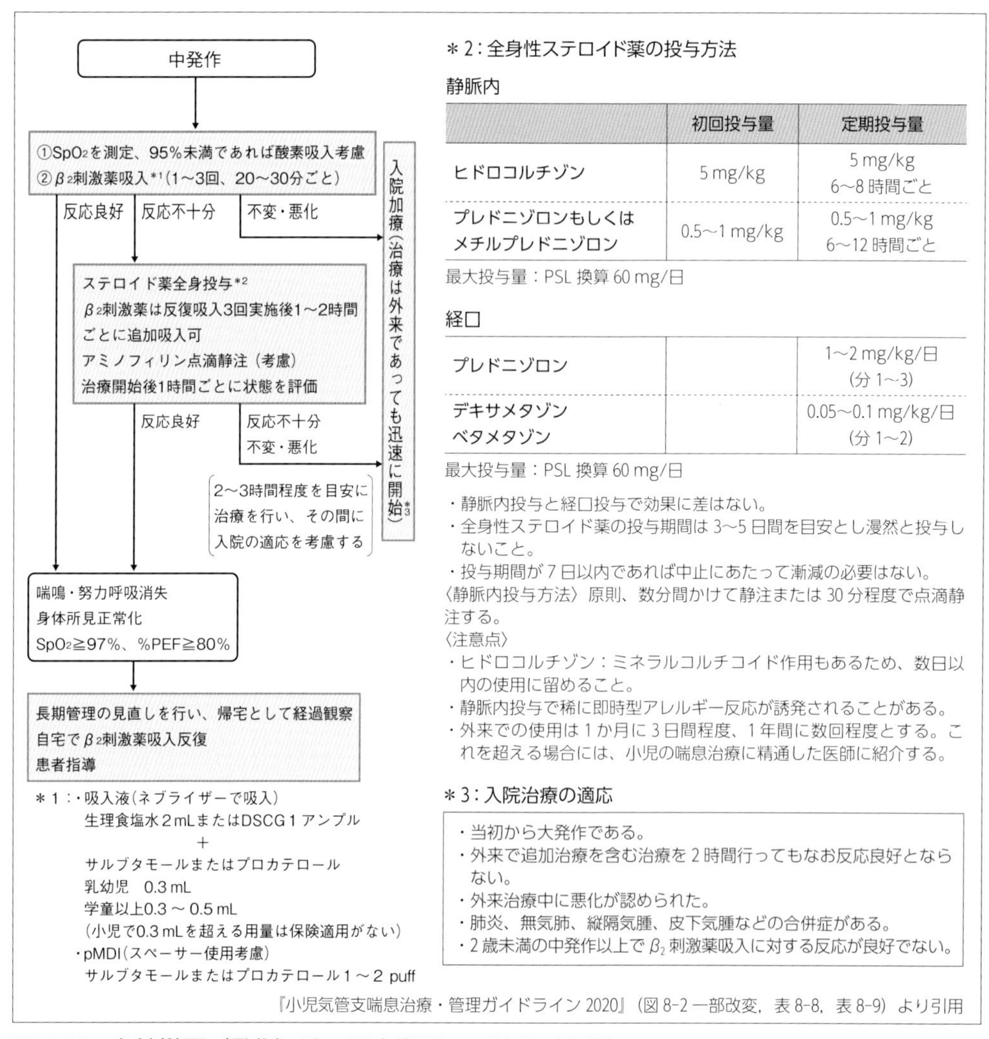

＊2：全身性ステロイド薬の投与方法

静脈内

	初回投与量	定期投与量
ヒドロコルチゾン	5 mg/kg	5 mg/kg 6～8 時間ごと
プレドニゾロンもしくは メチルプレドニゾロン	0.5～1 mg/kg	0.5～1 mg/kg 6～12 時間ごと

最大投与量：PSL 換算 60 mg/日

経口

プレドニゾロン		1～2 mg/kg/日 （分 1～3）
デキサメタゾン ベタメタゾン		0.05～0.1 mg/kg/日 （分 1～2）

最大投与量：PSL 換算 60 mg/日

・静脈内投与と経口投与で効果に差はない。
・全身性ステロイド薬の投与期間は 3～5 日間を目安とし漫然と投与しないこと。
・投与期間が 7 日以内であれば中止にあたって漸減の必要はない。
〈静脈内投与方法〉原則、数分間かけて静注または 30 分程度で点滴静注する。
〈注意点〉
・ヒドロコルチゾン：ミネラルコルチコイド作用もあるため、数日以内の使用に留めること。
・静脈内投与で稀に即時型アレルギー反応が誘発されることがある。
・外来での使用は 1 か月に 3 日間程度、1 年間に数回程度とする。これを超える場合には、小児の喘息治療に精通した医師に紹介する。

＊3：入院治療の適応

・当初から大発作である。
・外来で追加治療を含む治療を 2 時間行ってもなお反応良好とならない。
・外来治療中に悪化が認められた。
・肺炎、無気肺、縦隔気腫、皮下気腫などの合併症がある。
・2 歳未満の中発作以上で β_2 刺激薬吸入に対する反応が良好でない。

『小児気管支喘息治療・管理ガイドライン 2020』（図 8-2 一部改変，表 8-8，表 8-9）より引用

図 4-10　急性増悪（発作）時の医療機関での対応（小児）

5 合併症・喘息の側面

5-1 合併症チェックリスト

表 5-1 合併症チェックリスト

□ アレルギー性鼻炎	□ 肥満	□ 好酸球性多発血管炎性肉芽腫症（EGPA）
□ 副鼻腔炎	□ 不安・抑うつ	□ アレルギー性気管支肺真菌症
□ 中耳炎	□ 胃食道逆流症（GERD）	
□ COPD	□ 閉塞性睡眠時無呼吸	

- 合併症は，喘息のコントロール，増悪，難治化に影響を与える要因であり，合併症チェックリスト（**表 5-1**）などを参考に適宜確認することが重要である．
- 合併症の診断と治療が適切に行われることが重要である．
- 上気道と下気道のアレルギー性炎症は高率に合併しており，“One airway, one disease”という疾患概念が提唱されている．
- 副鼻腔炎には，好中球性炎症が主体の慢性副鼻腔炎（蓄膿症）と，好酸球性炎症による好酸球性副鼻腔炎がある．
- 肥満は，重症喘息のリスクファクターであり，クラスター解析では女性で肥満の重症喘息フェノタイプが報告されている．
- ストレス，不安や抑うつは，喘息の悪化，難治化に影響する要因である．
- 胃食道逆流症（gastro esophageal reflux disease, GERD）の症状として，喉頭違和感，咽頭痛，胸焼け，呑酸が認められる．
- 閉塞性睡眠時無呼吸の危険因子として，男性，肥満，体重増加や小顎があり，喘息の難治化，増悪因子として重要である．
- 好酸球性多発血管炎性肉芽腫症（eosinophilic granulomatosis with polyangiitis, EGPA）は，末梢血好酸球増多，末梢神経障害が認められる．喘息の発症が先行することが多い．
- アレルギー性気管支肺真菌症は，末梢血好酸球増多，血清総 IgE 値高値，真菌特異的 IgE 抗体陽性となり，胸部 CT にて粘液栓による特徴的な所見を呈する．

5-2 それぞれの合併症のコントロール評価

- この項では，日常臨床でよく用いられる「合併症の診断基準」や「評価に用いる質問票」について解説する．

◎アレルギー性鼻炎

- わが国での報告では，治療中の喘息患者の 67%にアレルギー性鼻炎の合併が認められている．
- アレルギー性鼻炎は，喘息の悪化因子であり，重症喘息のリスクファクターである．
- 花粉症合併喘息患者では，花粉の飛散時期に増悪が認められる．

●喘息コントロールおよびアレルギー性鼻炎の状態を評価するために『SACRA 質問票』を用いる（**表 5-2**）.

表 5-2　喘息コントロール　アレルギー性鼻炎質問票
SACRA（Self-Assessment of Allergic Rhinitis and Asthma）Questionnaire

この 1 週間の様子で喘息の状態はどうでしたか？　該当するものにチェック☑をつけてください。

質問1	喘息の症状がありましたか？ (ゼーゼー、ヒューヒュー、息切れ)	□3回以上	□1～2回	□まったくない
質問2	家庭、職場や学校での活動が 制限されるほどの呼吸障害がありましたか？	□は い	□いいえ	
質問3	かぜ以外の咳、息切れ、胸の苦しさで 眠れないことがありましたか？	□は い	□いいえ	
質問4	発作止めの吸入薬をどのくらい使いましたか？	□3回以上	□1～2回	□まったくない
質問5	症状をどの程度わずらわしいと感じますか？			

まったく気にならない　0 ――――――――― 10　極めてわずらわしい
線上の適当な位置に×印をつけてください

総得点：□点

質問1　3回以上：1点
質問2　はい：1点
質問3　はい：1点
質問4　3回以上：1点

0点：コントロール良好
1～2点：コントロール不十分
3～4点：コントロール不良

■ コントロール良好
□ コントロール不十分
■ コントロール不良

普段の様子で鼻炎の症状はありませんか？　該当するものにチェック☑をつけてください。

質問1	ほぼ毎日(症状が季節性の場合は、その季節のほぼ毎日)、 1時間以上にわたって以下の症状がありますか？		
	粘り気のない水溶性鼻水	□あ る	□な い
	くしゃみ、特に激しいものや一定期間連続するもの	□あ る	□な い
	鼻づまり(呼吸ができないと感じる)	□あ る	□な い
質問2	症状はどのくらい続いていますか？		
	週に4日を超えますか？	□は い	□いいえ
	連続して4週間を超えますか？	□は い	□いいえ
質問3	症状のせいでどのような影響がありますか？		
	睡眠に支障をきたしますか？	□は い	□いいえ
	日常生活(スポーツ、娯楽など)に支障をきたしますか？	□は い	□いいえ
	学業や仕事に支障をきたしますか？	□は い	□いいえ
	わずらわしいと思いますか？	□は い	□いいえ
質問4	症状をどの程度わずらわしいと感じますか？		

まったく気にならない　0 ――――――――― 10　極めてわずらわしい
線上の適当な位置に×印をつけてください

質問1	1つでもチェックがありますか。	ある：アレルギー性鼻炎の疑い	ない：アレルギー性鼻炎の可能性は低い
質問2	両方ともチェックがありますか。	はい：持続性鼻炎	いいえ：間欠性鼻炎
質問3	1つでもチェックがありますか。	ある：中等症/重症の鼻炎	ない：質問4を参照

質問4中　□ 軽症の鼻炎　■ 中等症/重症の鼻炎

（ARIA 日本委員会・GINA 日本委員会の許諾を得て掲載）

◎好酸球性副鼻腔炎

- 成人発症の副鼻腔炎で，両側の多発性鼻茸と粘稠な鼻汁により，高度の鼻閉と嗅覚障害を示す難治性副鼻腔炎である．喘息，NSAIDs 過敏喘息（アスピリン喘息）・アスピリン不耐症，好酸球性中耳炎を伴うことが多い．2015 年より難病指定された．
- 好酸球性副鼻腔炎の診断基準として，内科医でも比較的簡便に使用できる JESREC スコアが用いられる（**表 5-3**）．

表 5-3　好酸球性副鼻腔炎　診断基準（JESREC スコア）

JESREC：Japanese Epidemiological Survey of Refractory Eosinophilic Chronic Rhinosinusitis study

項　目	スコア
病側：両側	3 点
鼻茸あり	2 点
篩骨洞陰影≧上顎洞陰影	2 点
血中好酸球（%）	
2< ≦ 5%	4 点
5< ≦ 10%	8 点
10% <	10 点

確定診断：11 点以上
鼻茸組織中の好酸球数（400 倍視野）が 70 個以上存在する

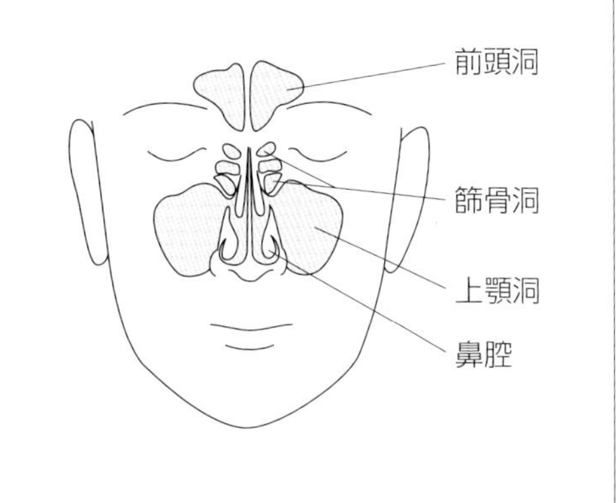

（厚生労働省，平成 27 年 7 月 1 日施行の指定難病（新規・更新），通し番号 69，概要，診断基準より作成）

◎好酸球性中耳炎

- 成人発症の難治性の中耳炎で，中耳貯留液は好酸球浸潤により粘稠なニカワ状を呈し，聴力低下を来す．
- 約 90%に喘息を，約 60%に副鼻腔炎を合併する．
- 好酸球性中耳炎の診断基準を示す（**表 5-4**）．

表 5-4　好酸球性中耳炎　診断基準

●大項目
好酸球優位な中耳貯留液がみられる滲出性中耳炎または慢性中耳炎

●小項目
(1) ニカワ状の中耳貯留液
(2) 抗菌薬や鼓膜切開など，ステロイド投与以外の治療に抵抗性
(3) 気管支喘息の合併
(4) 鼻茸の合併

確実例：大項目＋小項目のうち 2 つ以上を満たすもの
好酸球性多発血管炎性肉芽腫症，好酸球増多症を除外

◎胃食道逆流症（gastro esophageal reflux disease, GERD）

●GERDは慢性咳嗽の原因としても重要であり，FSSG問診票（Fスケール）が診断だけでなく治療の効果判定にも有用である（**表5-5**）.

表5-5　FSSG問診票（Fスケール）

FSSG：Frequency Scale for the Symptoms of GERD

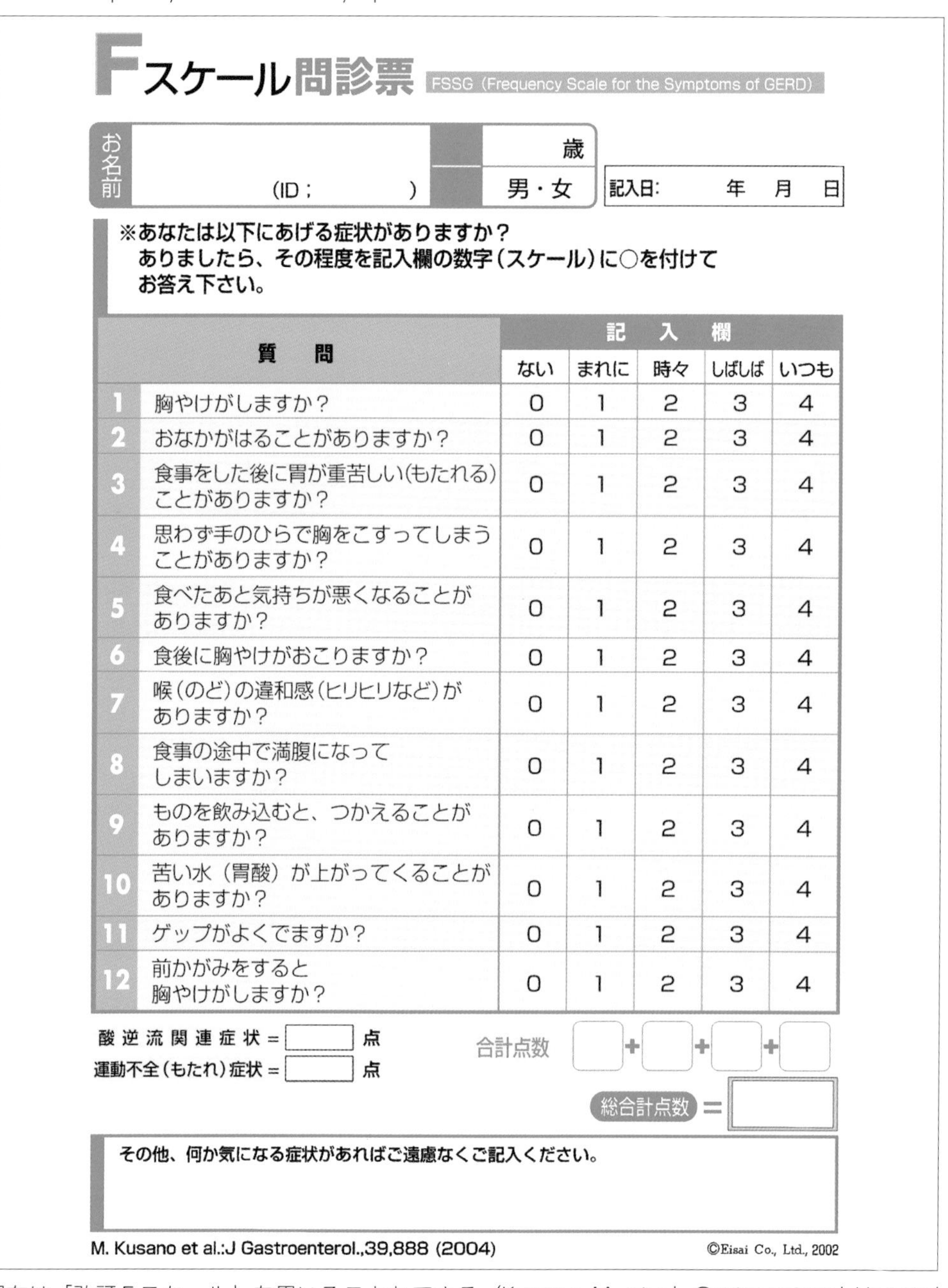

Fスケール問診票 FSSG（Frequency Scale for the Symptoms of GERD）

お名前　　　（ID：　　　）　　歳　男・女　　記入日：　　年　月　日

※あなたは以下にあげる症状がありますか？
ありましたら、その程度を記入欄の数字（スケール）に○を付けてお答え下さい。

	質問	記入欄				
		ない	まれに	時々	しばしば	いつも
1	胸やけがしますか？	0	1	2	3	4
2	おなかがはることがありますか？	0	1	2	3	4
3	食事をした後に胃が重苦しい(もたれる)ことがありますか？	0	1	2	3	4
4	思わず手のひらで胸をこすってしまうことがありますか？	0	1	2	3	4
5	食べたあと気持ちが悪くなることがありますか？	0	1	2	3	4
6	食後に胸やけがおこりますか？	0	1	2	3	4
7	喉（のど）の違和感（ヒリヒリなど）がありますか？	0	1	2	3	4
8	食事の途中で満腹になってしまいますか？	0	1	2	3	4
9	ものを飲み込むと、つかえることがありますか？	0	1	2	3	4
10	苦い水（胃酸）が上がってくることがありますか？	0	1	2	3	4
11	ゲップがよくでますか？	0	1	2	3	4
12	前かがみをすると胸やけがしますか？	0	1	2	3	4

酸逆流関連症状＝　　点
運動不全（もたれ）症状＝　　点

合計点数　　＋　　＋　　＋

総合計点数＝

その他、何か気になる症状があればご遠慮なくご記入ください。

M. Kusano et al.:J Gastroenterol.,39,888 (2004)

現在は「改訂Fスケール」を用いることもできる（Kusano M, et al. Gastroenterol Hepatol. 2012; 27: 1187-91.）

- スコアが8点以上で，GERDの可能性が高い．
- 黄色の酸逆流症状が優位な場合はプロトンポンプ阻害薬を用い，緑色の運動不全症状の点数が高いときは，消化管運動改善薬のモサプリドなどを使用する．

5-3　合併症：COPD

- 喘息の20～30%にCOPDが，またCOPDから見ても20～30%に喘息病態が併存する．
- 両者の併存は「喘息・COPDオーバーラップ（asthma-COPD overlap, ACO）」と呼ばれるが，現時点では便宜上の名称であり，疾患単位とはいえない．
- 典型的には，喘息患者が喫煙することによりCOPDを併発する．
- 一方，長期に続く気道炎症によるリモデリング（炎症の持続による構造改変）により気道の可逆性が失われることによって，COPD類似の病態を呈することもある．
- また，喘息とCOPDには共通の危険因子があり，併存しやすいと考えられる．
- 喫煙歴や持続的な労作時息切れ，呼吸機能低下などからCOPDの合併を疑う．
- 肺CTにおける気腫性病変やDLcoの低下はCOPDの合併を示唆する．
- 『喘息とCOPDのオーバーラップ（ACO）診断と治療の手引き2018』（日本呼吸器学会）（図5-1）において，喘息患者からACOを診断する際には，40歳以上で慢性気流閉塞，すなわち気管支拡張薬吸入後1秒率（FEV_1/FVC）が70%未満であることが基本的事項として必須である．
  さらに，COPDの特徴として以下の3項目のうち1項目以上を満たす必要がある．
  1. 喫煙歴（10 pack-years以上）あるいは同程度の大気汚染曝露
  2. 胸部CTにおける気腫性変化を示す低吸収領域の存在
  3. 肺拡散能障害（% DLco＜80%あるいは% DLco/V_A＜80%）
- 治療の基本は「吸入ステロイド薬（ICS）＋長時間作用性気管支拡張薬〔長時間作用性β_2刺激薬（LABA）あるいは長時間作用性抗コリン薬（LAMA）〕」である．不十分であればICS＋LABA＋LAMA（いわゆるトリプル治療）の併用を行う．
- 『COPD（慢性閉塞性肺疾患）診断と治療のためのガイドライン2022』（日本呼吸器学会）において，喘息合併（ACO）の場合に加えて，喘息非合併でも頻回の増悪を来し末梢血好酸球増多がある場合にもICS併用が推奨されていることに注意が必要である（図5-2）．なお，後者の場合には，あくまでも喘息の病態ではないことから，ICSを追加しても効果が得られない場合，肺炎や重篤な副作用が生じる場合はICSを中止することが推奨されている．

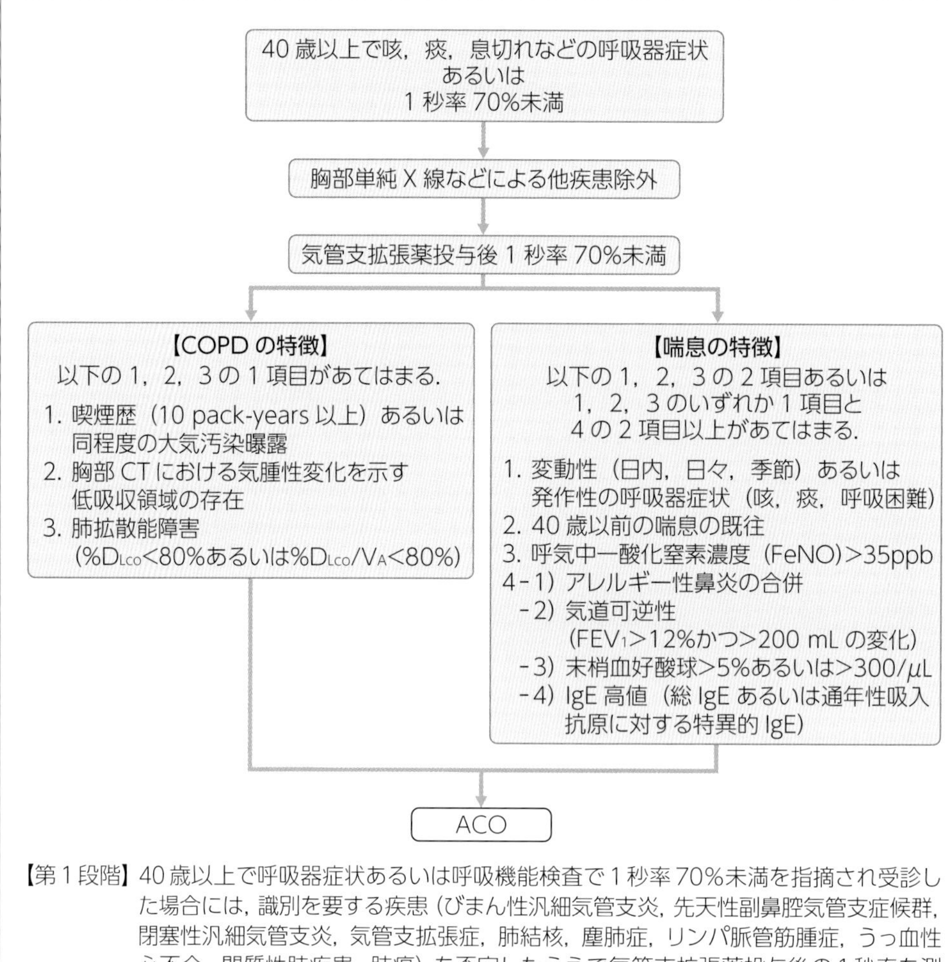

【第 1 段階】40 歳以上で呼吸器症状あるいは呼吸機能検査で 1 秒率 70%未満を指摘され受診した場合には，識別を要する疾患（びまん性汎細気管支炎，先天性副鼻腔気管支症候群，閉塞性汎細気管支炎，気管支拡張症，肺結核，塵肺症，リンパ脈管筋腫症，うっ血性心不全，間質性肺疾患，肺癌）を否定したうえで気管支拡張薬投与後の 1 秒率を測定する.

【第 2 段階】COPD の特徴および喘息の特徴について問診（咳・痰・呼吸困難などの呼吸器症状は，喘息は変動性（日内，日々，季節性）あるいは発作性，COPD は慢性・持続性）および検査する.

【第 3 段階】ACO の診断は，COPD の特徴の 1 項目＋喘息の特徴の 1，2，3 の 2 項目あるいは 1，2，3 のいずれか 1 項目と 4 の 2 項目以上．COPD の特徴のみあてはまる場合は COPD，喘息の特徴のみがあてはまる場合は喘息（リモデリングのある）と診断する.

日本呼吸器学会『喘息と COPD のオーバーラップ（ACO）診断と治療の手引き 2018』

図 5-1　ACO の診断手順

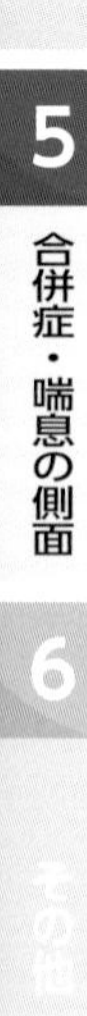

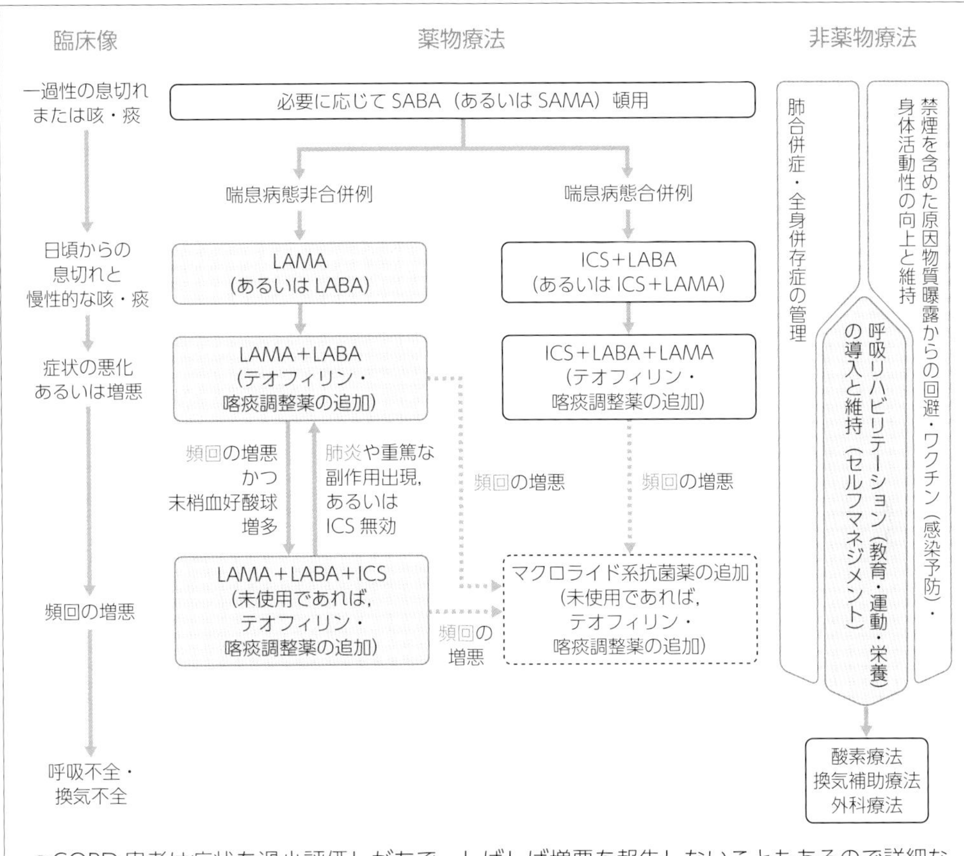

- COPD患者は症状を過小評価しがちで，しばしば増悪を報告しないこともあるので詳細な聴取が重要である．質問票を用いて具体的に評価する．
- 臨床像の評価は，初期治療導入時のみならず，病状の変化や治療の変更に合わせて，繰り返し重症度を評価することで，個別化最適医療の実現を目指すべきである．
- 鑑別疾患を含めて肺合併症や全身併存症の予防・管理には，他科や多職種との連携は不可欠である．特に喘息（あるいは喘息病態）の合併は，薬物療法の選択のうえで重要である．
- 喘息病態非合併患者で，ICSを追加した際の効果判定は重要である．安易なICSの追加を避ける．無効あるいは副作用発症患者は中止を検討する．末梢血好酸球増多の目安として300/μL以上が用いられることが多い．喘息病態合併患者では，喘息病態が軽症の段階からLABDsにICSを追加・継続する．LAMAが使用できない場合はLABA/ICS配合薬を使用する．
- LAMA，LABAやICSの長期管理薬使用中の増悪時にはSABA（あるいはSAMA）を頓用する．また，長期管理薬を2剤以上使用しても増悪が頻回であればマクロライド系抗菌薬を追加する．ただし，本邦でマクロライド系抗菌薬はCOPDに保険適用はなく，クラリスロマイシンが好中球性炎症性気道疾患に保険収載されている．
- 非薬物療法の禁煙，ワクチン，身体活動性の向上や維持は，疾患進行予防の観点からできるかぎり早期からの導入を検討すべきである．軽症COPDに対する早期呼吸リハビリテーション導入意義のエビデンスは乏しい．

日本呼吸器学会『COPD（慢性閉塞性肺疾患）診断と治療のためのガイドライン2022〔第6版〕』

図5-2　安定期COPD管理のアルゴリズム

5-4 アレルギー性気管支肺真菌症 (allergic bronchopulmonary mycosis, ABPM)

- 気道内への真菌の定着により，繰り返す浸潤影，粘液栓，中枢性気管支拡張を引き起こす．アスペルギルス・フミガーツス（*Aspergillus fumigatus*）によることが多いが，他の糸状菌でも生じる[1]．
- 成人喘息の2.5%にABPMが認められ，重症喘息ほど合併が多い．
- 非可逆的な気道破壊を来し得るため，早期診断が重要である．『ABPMの診療の手引き』（日本アレルギー学会，日本呼吸器学会）による診断基準[2]（**表5-6**）が示されており，詳しくは手引きを参照されたい．
- 急性期には全身性ステロイド薬を投与し，喘息関連症状，胸部画像所見，血清総IgE値を見ながら，ステロイドの漸減を試みる．再燃例にはステロイド薬に抗真菌薬の併用を考慮する[3]．
- 発症や増悪の予防のためには，居住空間の換気，清掃に努め，環境からの真菌胞子の大量曝露を避けるように指導する．
- 難治例に対してオマリズマブなどの生物学的製剤が有用とする報告が見られるが，有用性の検証には今後より多くの症例集積が必要と考えられる．
- 診断補助に有用な体外診断用医薬品「イムノキャップアレルゲンコンポーネントm218 Asp f 1（アスペルギルス由来）」が保険適用された．

表5-6　アレルギー性気管支肺真菌症（ABPM）の臨床診断基準[2]

1) 喘息の既往あるいは喘息様症状あり
2) 末梢血好酸球数（ピーク時）≧500/mm^3
3) 血清総IgE値（ピーク時）≧417 IU/mL
4) 糸状菌に対する即時型皮膚反応あるいは特異的IgE陽性
5) 糸状菌に対する沈降抗体あるいは特異的IgG陽性
6) 喀痰・気管支洗浄液で糸状菌培養陽性
7) 粘液栓内の糸状菌染色陽性
8) CTで中枢性気管支拡張
9) 粘液栓喀出の既往あるいはCT・気管支鏡で中枢気管支内粘液栓あり
10) CTで粘液栓の濃度上昇（high-attenuation mucus, HAM）

6項目以上を満たす場合にABPMと診断する．
・項目4)，5)，6)は同じ糸状菌について陽性の項目でのみ合算できる（例：アスペルギルス・フミガータスに対するIgE抗体と沈降抗体が陽性だが，培養ではペニシリウム属が検出された場合は2項目陽性と判定する）．
・項目7)の粘液栓検体が得られず5項目を満たしている場合には，気管支鏡検査などで粘液栓を採取するように試みる．困難な場合は「ABPM疑い」と判定する．

日本アレルギー学会，日本呼吸器学会『アレルギー性気管支肺真菌症の診療の手引き』（p.57-61）

1) Asano K, Kamei K, Hebisawa A. Allergic bronchopulmonary mycosis -pathophysiology, histology, diagnosis, and treatment. *Asia Pac Allergy*. 2018; 8: e24.

2) アレルギー性気管支肺真菌症の診療の手引き．日本アレルギー学会，日本呼吸器学会監．「アレルギー性気管支肺真菌症」研究班編．pp57-61．医学書院，東京，2019.
3) Agarwal R, Dhooria S, Singh Sehgal I, et al. A Randomized Trial of Itraconazole vs Prednisolone in Acute-Stage Allergic Bronchopulmonary Aspergillosis Complicating Asthma. *Chest*. 2018; 153: 656-64.

5-5 好酸球性多発血管炎性肉芽腫症（eosinophilic granulomatosis with polyangiitis, EGPA，通称：Churg-Strauss 症候群）

【疾患概要】

- EGPA は，喘息あるいはアレルギー疾患を背景として発症する小～中型血管の血管炎症状と好酸球浸潤による臓器障害を主体とした原因不明の全身性壊死性血管炎である．
- ANCA 関連血管炎の一つに分類されている．
- 病理学的には，細小血管の肉芽腫性血管炎および血管外肉芽腫所見を来す．
- 発症原因は種々指摘されているが，因果関係を明確に示した報告はなく，いまだに不明のままである．
- EGPA は，結節性多発動脈炎（PAN）・顕微鏡的多発血管炎（MPA）・多発血管炎性肉芽腫症（GPA）・好酸球増多症候群（HES）・NSAIDs 不耐症（N-ERD）とそれぞれオーバーラップする部分を併せ持っており，これらの疾患と鑑別を要するため，診断に苦慮することも少なくない．

【臨床像】

- 典型的な発症経過としては，成人期以降に喘息や鼻茸を伴う好酸球性副鼻腔炎・アレルギー性鼻炎が先行し，数年以内に末梢血好酸球増多を伴う血管炎症状が出現する．時に 10 年以上の経過を経て発症する症例も存在する．
- EGPA に併存する喘息は十分な抗喘息薬による治療を行っても持続的気流制限が残存するなど重症難治例が多い．
- 臓器障害は全身諸臓器の血管炎に伴う虚血障害と好酸球性臓器障害が混在する．
- 皮膚病変，関節・筋肉病変，気管支・肺病変，上気道病変，心障害，神経障害，消化管病変，腎障害などを中心に全身の臓器に多彩な症状を起こす．
- 「手袋-靴下型」の分布を示す多発単神経障害に伴うしびれや疼痛の出現頻度が高く，知覚障害だけでなく運動障害も引き起こし，治療を開始後も症状はしばしば遷延する．
- 他の ANCA 関連性血管炎とは異なり，重度の腎障害を起こすことは少ない．
- 稀に腸管穿孔・重症不整脈・心タンポナーデや心筋障害による心不全・重篤な腎機能障害・脳血管障害などの合併症を来すことがあるため注意する．
- French Vasculitis Study Group による報告では，ANCA 陽性例では副鼻腔病

変・末梢神経障害・腎障害の頻度が高く，ANCA 陰性例では心病変の頻度が高い．
- MPO-ANCA・PR3-ANCA 関連血管炎の一つではあるが，MPO-ANCA 陽性率は 30～50%，PR3-ANCA 陽性率は 3%程度である．

【診断】
- 診断は，厚生労働省の診断基準が有用である（**表 5-7**）．
- 確定診断には病理組織学的検索が有用であり，可能であれば病変部位からの生検を行う．
- 生命予後に大きくかかわる心病変や消化管病変を見落とさないことが重要である．

表 5-7　厚生労働省難治性血管炎分科会による EGPA の診断基準（1998 年）

(1) 主要臨床所見
　①気管支喘息あるいはアレルギー性鼻炎
　②好酸球増加
　③血管炎による症状：発熱（2 週間以上，38℃以上），体重減少（6 か月以内に 6 kg 以上），多発単神経炎，消化管出血，紫斑，多関節痛，筋肉痛・筋力低下
(2) 臨床経過の特徴
　主要臨床所見①，②が先行して③が発症
(3) 主要組織所見
　①周囲組織に著明な好酸球浸潤を伴う細小血管の肉芽腫またはフィブリノイド壊死性血管炎の存在
　②血管外肉芽腫の存在
(4) 判定
　①確実
　　(a)（1）の 3 項目を満たし，（3）の 1 項目を満たす場合
　　(b)（1）の 3 項目を満たし，（2）を満たす場合
　②疑い
　　(a)（1）の 1 項目及び，（3）の 1 項目を満たす場合
　　(b)（1）の 3 項目を満たすが，（2）を満たさない場合
(5) 参考となる所見
　①白血球増多（≧1 万/μL），②血小板増多（≧40 万/μL），③血清 IgE 増加（≧600 U/mL），④ MPO-ANCA 陽性，⑤リウマトイド因子陽性，⑥肺浸潤陰影

Guidelines for Management of Vasculitis Syndrome (JCS 2017)

【治療】
- EGPA は致死的な臓器病変が出現することがあり，早期発見・早期治療が求められる．
- 予後不良因子として，French Vasculitis Study Group による Five-factors score（①重症の心病変，②重症の消化管病変，③ 65 歳以上の高齢発症，④ Cr 1.50 mg/dL 以上の腎不全，⑤副鼻腔炎がない）が報告されており，5 項目のうち 2 つ以上認めれば予後不良と判断する．

● 予後不良因子・致死的な病変併存の有無・各種臓器障害の程度を考慮し，全身性ステロイド薬単独あるいは免疫抑制薬併用により寛解導入療法を行い，その後再発予防のための寛解維持療法に移行する．
● 寛解後に再発するような治療抵抗性の場合には，抗 IL-5 抗体製剤メポリズマブ併用を考慮する．
● 難治性の末梢神経障害が残存する場合には，高用量 γ-グロブリン大量（IVIg）療法を考慮する．
● EGPA におけるリツキシマブの有効性が報告されているが，2022 年現在わが国において保険適用はない．

【予後】

● EGPA は，MPA や GPA と比較して，比較的予後良好な疾患とされ，5 年生存率は高いが，10 年以上の生存率は MPA や GPA の予後と変わらない．
● 長期的予後において，全身性ステロイド薬や免疫抑制薬投与に伴う感染症や骨折などの二次死亡が増加する．

5-6 NSAIDs 過敏喘息（N-ERD，通称：アスピリン喘息）

● 酸性非ステロイド性抗炎症薬（NSAIDs）使用に伴い増悪する喘息の亜型であり，IgE 抗体を介したアレルギー機序ではなく，後天的に獲得する過敏体質である．
● NSAIDs の作用機序であるシクロオキシゲナーゼ-1（COX-1）阻害によるシステイニルロイコトリエン（CysLTs）過剰産生体質であるため，剤形を問わず，あらゆる NSAIDs の使用により上下気道症状の悪化が起こり得る．
● 喘息の重症あるいは難治化因子の一つであり，NSAIDs の誤使用は，喘息の急性増悪および致死的な増悪の原因となる．

1）NSAIDs 過敏喘息の病態

● 以前は，「アスピリン喘息」と称されてきたが，アスピリン以外の酸性 NSAIDs の使用により喘息症状を引き起こすため，近年では国際的に「NSAIDs 過敏喘息」あるいは「N-ERD（NSAIDs exacerbated respiratory disease）」という呼称が主流となりつつある．
● プロスタグランジン合成酵素である COX-1 の阻害作用を持つ NSAIDs の使用により，CysLTs が過剰産生されてしまう体質をもつことにより，鼻症状および気道狭窄症状を呈する非アレルギー性の過敏症である．
● NSAIDs 過敏喘息患者の気道では，強い好酸球性炎症とマスト細胞活性化が認められる．

2）NSAIDs 過敏喘息の臨床像

● IgE 抗体を介したアレルギーの機序ではなく，後天的に獲得する NSAIDs の作用機序による過敏体質であるために，同じ薬効をもつものすべてが症状誘発の原因になり得る.

- 内服薬・坐薬・貼付薬（湿布）・点眼薬など，NSAIDsが含まれるすべての剤形で症状の誘発が起こり得る.
- 成人喘息の5～10%を占め，男女比は1：2でやや女性に多い.
- 好発年齢は20～40歳代であり，10歳以下の小児は稀である.
- 鼻茸を伴う慢性好酸球性副鼻腔炎を高頻度で合併し，CTで両側性かつ篩骨洞優位の陰影を呈することが多いため，嗅覚障害を呈することが特徴となる.

3）NSAIDs過敏喘息の診断

- IgE抗体を介さない「非アレルギー機序」であるため，皮膚テストや血液検査などのアレルギー学的検査では診断することができない.
- 診断は，「エピソードの詳細な問診」と必要に応じた「アスピリン負荷試験」で行われる.
- 「エピソードの詳細な問診」は，以下の3点が重要となる.
  (1) 喘息発症後のNSAIDs使用歴とそれに伴う誘発反応
  (2) 嗅覚障害の有無
  (3) 鼻茸あるいは副鼻腔炎の既往および手術歴
- 複数のNSAIDs使用により上下気道に何らかの症状の出現を認めた既往がある場合は，NSAIDs過敏喘息を強く疑う.
- 確定診断のゴールドスタンダードは，「アスピリン負荷試験」であるが，リスクを伴うため，熟練した専門施設での施行が推奨される.

4）NSAIDs過敏喘息の治療

- 喘息の長期管理においてはNSAIDs過敏喘息特有の治療法はなく，一般的な喘息治療に加えて，鼻茸副鼻腔炎の治療を行う.
- NSAIDs過敏喘息患者は，コハク酸エステル構造に過敏反応が出ることがあるため，コハク酸エステル型ステロイド製剤（商品名：サクシゾン，ソル・コーテフ，水溶性プレドニン，ソル・メドロールなど）の急速静注により重篤な気道症状の悪化を引き起こすことがあり，全身性ステロイド薬を点滴静注する場合には，リン酸エステル型ステロイド製剤（商品名：デカドロン，リンデロンなど）を，緩徐に1～2時間かけて使用することが望ましい.
- ただし，リン酸エステル型ステロイド製剤でも「添加物」により気道症状を引き起こす例が存在するため，注意が必要である.
- NSAIDs過敏喘息は，重症喘息であることが多く，重症喘息治療薬である抗IgE抗体製剤オマリズマブの使用により，CysLTの過剰産生やマスト細胞活性化が抑制され，上下気道症状が改善することが報告されている.
- 高率に鼻茸を伴う慢性副鼻腔炎を合併するため，重症喘息治療として抗IL-4Rα抗体デュピルマブの有効性も報告されている.
- シクロオキシゲナーゼ-2（COX-2）に選択性が強いNSAIDsや塩基性NSAIDs

は，比較的安全に使用可能であることが示されているが，添付文書上はアスピリン喘息禁忌の記載があるため，使用にあたっては患者への十分な説明と同意が必要不可欠である（**表 5-8**）．

- 他の診療科や他の医療機関における NSAIDs の誤使用を回避する必要があるため，「NSAIDs 過敏喘息であることを明示したカード」などを携帯させることが望ましい．

表 5-8　NSAIDs 過敏喘息における NSAIDs の選択

●危険（強い COX-1 阻害作用を持つ薬剤） NSAIDs 全般*（低用量アスピリンも含め） 内服薬だけでなく，坐薬・貼付・塗布・点眼薬も禁忌
●やや危険（弱い COX-1 阻害作用を持つ薬剤） アセトアミノフェン　1 回 500 mg 以上
●比較的安全（COX-1 阻害作用が少ない薬剤） ただし，重症例や不安定例では症状が出現する可能性あり アセトアミノフェン*　1 回 300 mg 以下 塩基性消炎剤（チアラミド*など） COX-2 選択性の高い NSAIDs（エトドラク*，メロキシカム*） 選択的 COX-2 阻害薬（セレコキシブ*） NSAIDs を含まない冷湿布ならびに温湿布
*：添付文書上，アスピリン喘息に禁忌と記載となっているため処方医責任での処方となる

5-7　運動誘発喘息/アスリート喘息

- 運動誘発喘息（exercise-induced asthma, EIA）の主な病態としては，運動誘発性気道収縮反応（exercise-induced bronchoconstriction, EIB）が関与している．
- 心不全や食物依存性運動誘発アナフィラキシーとの鑑別に注意する．
- アスリートの中に高頻度で認められる．
- アスリート喘息の頻度は種目別では耐久種目と冬季種目に多い（具体的には，夏季競技は自転車競技，水泳，ヨット・カヌー，冬季種目はクロスカントリー，アルペンスキー，スケート競技）．
- 治療は通常の喘息治療に準拠する．ロイコトリエン受容体拮抗薬（LTRA）とクロモグリク酸ナトリウム（DSCG）は有効性が確認されている．
- 運動前のウォーミングアップや短時間作用性 β_2 刺激薬（SABA）の使用が EIA の予防に有効である．
- 世界アンチ・ドーピング規定（World Anti-Doping Code）の 2022 禁止表国際基準*[1] では，ICS は保険適用内で使用する場合は禁止されていないが，経口投与および静脈投与は禁止されている．同基準では，β_2 刺激薬はサルブタモール，ホルモテロール，サルメテロール，ビランテロールは認められているが，それ以外は禁止されている．喘息に適応があり使用が認められている吸入薬を**表 5-9** に示す．これら以外を用いる場合には，事前に治療使用特例（Therapeutic Use Exemptions, TUE）として申請が必要.

- ドーピングに関する諸問題（TUE 申請方法，申請すべき競技会情報など）に関しては，日本アンチ・ドーピング機構の Web サイト*2 を利用することが望ましい.

＊1：https://www.playtruejapan.org/entry_img/2022list_prohibited_en.pdf
＊2：https://www.playtruejapan.org/medical-staff/）

表 5-9　世界アンチ・ドーピング規定の 2022 禁止表国際基準で使用が認められている喘息適応のある吸入薬

吸入薬	商品名
ICS	フルタイド，アニュイティ，パルミコート，オルベスコ，キュバール，アズマネックス
LABA	セレベント
ICS+LABA	レルベア，アドエア，シムビコート，フルティフォーム
ICS+LABA+LAMA	テリルジー
LAMA	スピリーバ
SABA	サルタノールインヘラー

ICS：inhaled corticosteroid（吸入ステロイド薬）
LABA：long-acting β_2-agonist（長時間作用性β_2 刺激薬）
LAMA：long-acting muscarinic antagonist（長時間作用性抗コリン薬）
SABA：short-acting β_2-agonist（短時間作用性β_2 刺激薬）

5-8　妊婦の喘息

- 妊娠中であっても喘息治療を継続することが重要である.
- 妊娠中の喘息治療の第一選択薬は吸入ステロイド薬（ICS）である.
- 妊娠中期～後期（24 週～36 週）に喘息が悪化することが多い.
- 妊婦における喘息の増悪は，流産や胎児発育不全の危険因子となる.
- 短時間作用性 β_2 刺激薬（SABA），長時間作用性 β_2 刺激薬（LABA）の安全性についてのエビデンスは多くはないが，妊娠中の安全性は非妊娠時とほぼ同等と考えられる.
- 長時間作用性抗コリン薬（LAMA）の妊婦に対する安全性は確立されていない.

5-9 高齢者喘息

- 2019年には喘息死の割合は65歳以上が91.8%を占め，高齢者喘息の対策が重要である[1]．病態解明以前からの長期罹患者の割合も高く難治例が存在する．
- 病態は，成人喘息と同様に好酸球優位の慢性気道炎症であり，治療も共通であるが，COPD，心不全，胃食道逆流症（GERD）などの鑑別すべき疾患や合併症・併存症が多いため，的確な診断と，下記の内容に留意する（**表5-10**）．
- 吸入指導においては，記銘力の低下，呼吸機能の低下，手指筋力・触覚の低下，聴力の低下などを想定したデバイスの選択，指導が必要である．

表5-10　高齢者喘息治療における留意事項

薬剤	副作用	定期的な観察項目，留意事項
吸入ステロイド薬 (FP 800 μg/日相当以上) 経口ステロイド薬	口腔内カンジダ症 骨粗鬆症，骨折 糖代謝 高血圧症 白内障 消化性潰瘍 免疫低下	口腔内の観察 骨塩量測定 血糖測定 血圧測定 眼科での定期検査 消化器症状の観察 感染症の観察
長時間作用性β_2刺激薬 短時間作用性β_2刺激薬	振戦 頻脈・不整脈・狭心症	手指振戦の観察 心拍数・心電図
長時間作用性抗コリン薬	口渇 緑内障 排尿困難・尿閉	症状の観察 眼科での定期検査 閉塞隅角緑内障の場合は禁忌（開放隅角緑内障の場合は使用可能） 排尿症状の問診，前立腺肥大症の治療．排尿困難・尿閉を呈していなければ使用可能
ロイコトリエン受容体拮抗薬	蕁麻疹，胃部不快感	症状の観察
抗アレルギー薬	中枢神経抑制症状 口渇 胃部不快感 下痢	症状の観察 クリアランスが低下しているため常用量の連用でも過剰投与となる場合がある
テオフィリン薬	頭痛 嘔気・嘔吐	症状の観察 テオフィリン血中濃度が上昇しやすいため血中濃度5～10 μg/mLを目標とする
生物学的製剤	特記事項なし	特記事項なし

1）e-stat　政府統計の総合窓口（2021年3月21日アクセス）表5-15　死因（死因年次推移分類）別にみた性・年齢（5歳階級）・年次別死亡数及び死亡率（人口10万対）
https://www.e-stat.go.jp/stat-search/files?page=1&layout=datalist&toukei=00450011&t-stat=000001028897&cycle=7&year=20190&month=0&tclass1=000001053058&tclass2=000001053061&t-class3=000001053065&result_back=1&tclass4val=0

5-10　思春期喘息・移行期医療

1）思春期喘息

- 小児期発症の喘息児で思春期・青年期までに寛解する児は約30～40％と考えられ，重症喘息児では寛解率は低下する．思春期後期になっても薬物治療が必要な場合には，以後も長期に治療の継続が必要となる可能性が高い．
- 男女比は，思春期前は男児が多いが，15歳過ぎから同程度，25歳以降は女子が多くなる．わが国の7～15歳を対象にした調査では，肥満の女児に喘息が有意に多い．
- 思春期以降は呼吸機能が生理的に低下するが，喘息ではさらに呼吸機能の低下が加速する例があり，また症状が消失しても気道過敏性の亢進が残存する児が存在する．
- 思春期喘息では，治療の主導権が保護者から本人に移り，病態や治療の知識不足，生活習慣の変化，心理・社会的ストレス，医療者とのコミュニケーション不良などにより，アドヒアランスの低下や受診回数の低下・中断を来す可能性があるため注意を要する．

2）移行期医療

- 思春期には，小児科医が意図的に患者-医師関係を変化させて患者の自立を促す必要があるが，これらを包括した医療内容を「移行期医療」と呼ぶ．
- 「移行期医療」は，喘息患者自身がそれまでの保護的な小児期医療から自立的な医療である成人期医療への移行を円滑に行うためにきわめて重要である．
- 小児科医は成人診療科の医師と相談して，フローボリューム，ピークフロー，FeNO，IgE，末梢血好酸球数などの客観的指標や，アレルギー性鼻炎，副鼻腔炎などの合併症の有無，喘息のコントロール状態を再評価し，フェノタイプ・エンドタイプを考慮して治療方針や治療内容を再検討する．
- 医療者は喘息の病態や自己の検査結果，治療の必要性について患者に繰り返し説明して，セルフモニタリング（喘息日記，ピークフローモニタリング，ACTなどの質問表による評価）を行うことを促す．
- 成人診療科の医師は，患者・家族と良好なパートナーシップを確立し，患者本人の能動的な定期受診の必要性を説明する．
- 心理的要因を抱える児や知的能力障害，自閉スペクトラム症，注意欠如・多動症などを合併する喘息児の中には成人診療科への移行がスムーズに進められない例もあり，小児科医と成人診療科の医師は小児科での治療継続や併診など個々の症例について密接に協議する必要がある．

5-11 周術期管理

1）術前管理

- 待機手術では治療の変更が可能なように，少なくとも手術の1週間前までに喘息の状態を評価する．
- 術前診察にて，病歴や症状，身体所見，呼吸機能検査所見，現在の治療内容，などにより，喘息の重症度およびコントロール状況を正確に把握する．
- 喘息発症後のNSAIDs使用歴，ラテックスアレルギーの有無を確認する．
- FEV_1を「予測値あるいは自己最良値の80%以上」まで改善しておく．
- 喘息症状コントロール不良症例，FEV_1が予測値あるいは自己最良値の80%未満の場合は，経口ステロイド薬を短期間投与可（プレドニゾロン換算0.5 mg/kg/日，1週間以内に留める）．

2）術中管理

(1) 麻酔に使用される薬剤：

- **吸入麻酔薬**：セボフルラン
- **静脈麻酔薬（鎮静薬）**：プロポフォール（気管支攣縮の報告があり），ミダゾラム，ケタミン（気道分泌を増加させるのでアトロピンを適宜使用する），デクスメデトミジン（局所麻酔下手術の鎮静や術後の人工呼吸管理に有用）
- **麻薬性鎮痛薬**：レミフェンタニル
- **筋弛緩薬・拮抗薬**：ロクロニウム臭化物（気管支攣縮の報告あり），拮抗薬のスガマデクス（アナフィラキシーに注意する）

> 緊急を要する手術の場合は，術前6か月以内に全身性ステロイド薬を2週間以上投与した患者に対しては，副腎不全のリスクも考慮して，術前にヒドロコルチゾン100 mg，術中はヒドロコルチゾン100 mgを8時間ごとに投与し，術後24時間以内に減量する．

(2) 急性増悪（発作）への対応：

- 本ガイドラインに準ずる治療のほか，セボフルランの濃度を上げて麻酔を深くして，I：E比を延長させるなど呼吸モードを工夫する．

3）術後管理

- 気管内吸引は深麻酔下で行う．完全覚醒を確認後に抜管する．
- NSAIDs過敏喘息（アスピリン喘息）が否定できない場合には，術後鎮痛にNSAIDsを使用してはならない．
- モルヒネはヒスタミン遊離による気管支収縮を惹起する可能性があるため，他のオピオイドと同様に，使用する場合には慎重に投与する．
- レミフェンタニル，ヒドロモルフォンはヒスタミン遊離作用が少ない．

5-12　喘息とウイルス感染

- 呼吸器ウイルス感染は気道上皮からのさまざまな炎症経路の起点となり，喘息発症にも増悪にも関与すると考えられる．副腎皮質ホルモンと抗 IgE 抗体はこれらを改善させる可能性がある．

【喘息発症】

- 喘息高リスク児の 3 歳までの呼吸器系ウイルス感染は，6 歳時の喘息発症のリスクを 10 倍にする．
- ウイルス性呼吸器感染症では，ライノウイルス，RS ウイルスが喘息の発症リスクとされる．

【喘息増悪】

- 小児の喘息増悪の 85～95%，成人の 75～80%がウイルス感染に関連している．
- 増悪の原因となるウイルスの頻度は，ライノウイルスは成人では小児に比較して減少するものの最多であり，ヒトボカウイルスとヒトメタニューモウイルスなどの他のウイルスはそれぞれ 10%以下である．
- 喘息患者では慢性的な気道炎症による上皮の損傷，IFN 反応の低下などでウイルス感染時に増悪しやすい．

【喘息と SARS-CoV-2】

- 2 型喘息では，IL-13 の活性，ICS 治療により，ACE-2 発現は低下しており，さらに IL-5 からの好酸球顆粒の RNase 活性やマスト細胞の抗ウイルス作用により，SARS-CoV-2 感染のリスク因子とはいえない．
- 非 2 型喘息では肥満や 2 型糖尿病，高齢生活習慣病などの合併症があり，Th1 炎症が優位となりやすく，IL-6，Th17 などのほか ACE-2 も活性化し，COVID-19 のリスクとなり得る．
- 経口ステロイド薬服用中の患者や入院歴のある重症喘息患者では，非喘息患者よりも COVID-19 感染による入院リスクが上昇する可能性がある．
- ICS の使用は安全であり，ブデソニド吸入は SARS-CoV-2 感染および重症化に対してある程度の防御効果を与える可能性がある．
- アレルギー性喘息や好酸球性喘息に対する生物学的製剤は感染リスクや重症度を悪化させない．
- 生物学的製剤投与中には SARS-CoV-2 ワクチンの接種は生物学的製剤投与後 24 時間以上空けて行うことが推奨される．

【予防】

- インフルエンザワクチン接種は喘息増悪のリスクを減少させる可能性がある．
- オマリズマブによる通年治療により喘息増悪の季節性ピークが消失し，そのほとんどがライノウイルス感染と関連していた．IgE の中和が抗ウイルス応答を改善することを示唆している．

- マクロライド系抗菌薬の抗炎症や抗ウイルス作用，腸内細菌叢の改善，ピドチモドなどの免疫賦活などは，喘息におけるウイルスの悪影響を排除する可能性がある．

1) Shi T, et al. Risk of serious COVID-19 outcomes among adults with asthma in Scotland: a national incident cohort study. Lancet Respir Med. 2022; 10: 347-54.
2) Skevaki C, et al. Asthma-associated risk for COVID-19 development. J Allergy Clin Immunol. 2020; 146: 1295-301.
3) American College of Allergy & Immunology (ACAAI) https://acaai.org/news/allergy/, Jan 17, 2022, updated.
4) Stepanova E, et al. Overview of human rhinovirus immunogenic epitopes for rational vaccine design. Expert Rev Vaccines. 2019; 18: 877-80.
5) Ramakrishnan S, et al. Inhaled budesonide in the treatment of early COVID-19 (STOIC): a phase 2, open-label, randomised controlled trial. Lancet Respir Med. 2021; 9: 763-72.
6) Agustí A, et al. Add-on inhaled budesonide in the treatment of hospitalised patients with COVID-19: a randomised clinical trial. Eur Respir J. 2022; 59: 2103036.

5-13　職業性喘息

- 「職業性喘息」とは，職業に関連して職場の抗原に感作され発症した喘息である．
- 免疫アレルギー機序が関与する「感作物質誘発職業性喘息」と，職場で刺激性の物質を一度に多量に吸入したために発症する「刺激物質誘発職業性喘息」がある．
- もとの喘息が職場環境により悪化する場合は，「作業増悪性喘息」と呼ぶ．
- 成人喘息患者の約15%が職業性喘息と考えられている．
- 有病率が高い業種は，ペンキ塗り職人などの塗装業（イソシアネート），パン製造業，麺製造業，看護師，化学物質に関わる労働者，動物取扱い業，溶接業，食品加工業，木材加工業などである（**表5-11**）．
- 原因抗原は，高分子量抗原（主に動物・植物由来）と低分子量抗原（化学物質・金属など）に分けられる．
- 従来は動物・植物由来の高分子量物質が主流であったが，近年は無機物や低分子量物質が増えている．
- リスク因子は，原因物質への高濃度高頻度曝露，アトピー素因，喫煙である．
- 診断において最も重要なことは「疑うこと」，すなわち問診である（**図5-3**）．
- 治療においては，原因抗原や原因物質の回避が有効である．
- 職業性喘息に特化した治療薬が必ずしもあるわけではないため，原則として，喘息治療の指針に沿った喘息治療を行う．
- 作業環境管理として最も優先すべきことは，診断後早期の抗原吸入曝露の完全回避である．

表 5-11　職業性喘息の有病率が高い代表的な職種と原因物質

職　種	原因物質
高分子量物質（植物性物質，動物性物質など）	
医療従事者（医師，看護師など）	ラテックス
パン製造業，麺製造業	小麦粉，そば粉
実験動物取扱業，獣医，調理師	動物の毛，ふけ，尿タンパク質
クリーニング業，薬剤師，清酒醸造業	酵素洗剤，酵素
低分子量物質（化学物質，薬品など）	
塗装業，ポリウレタン製造業	イソシアネート（TDI，MDI，HDI）
薬剤師，製薬会社従業員	薬剤粉塵
美容師，理容師，毛皮染色業	過硫酸塩，パラフェニレンジアミン
エポキシ樹脂，耐熱性樹脂製造業	無水フタル酸，酸無水物
金属メッキ取扱業，セメント製造，白金酵素センサー製造業	クロム，ニッケル，プラチナ

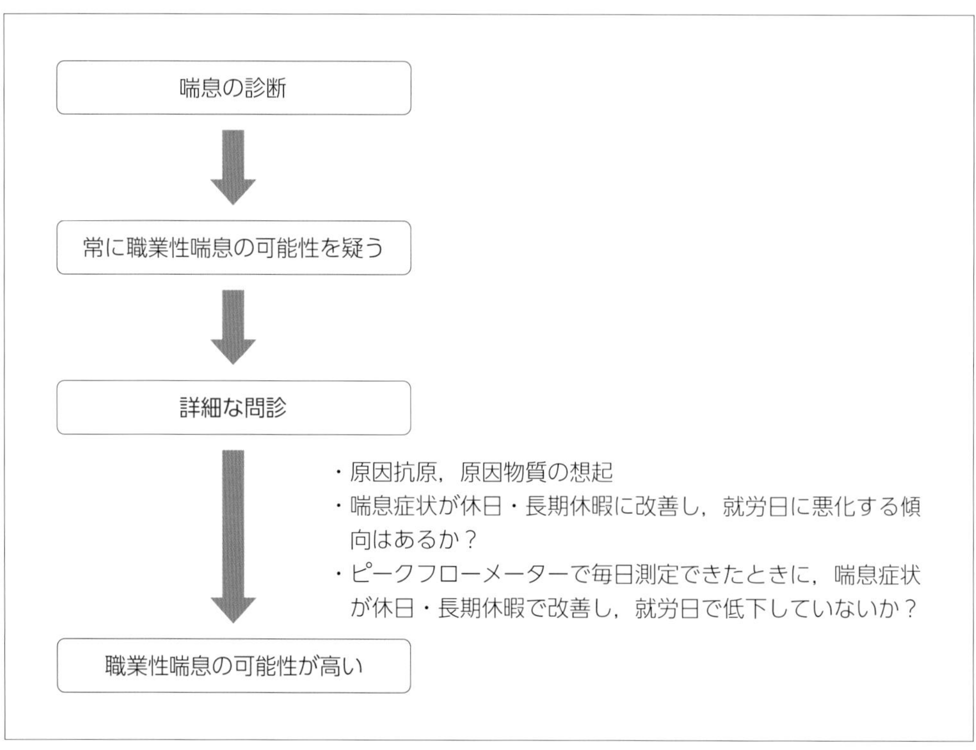

図 5-3　職業性喘息を見逃さないための診断フローチャート

6 その他

6-1 喘息患者で使用を注意すべき薬剤

- 過去に喘息を悪化させた薬剤は原則的に使用を避ける.
- 高頻度に喘息を悪化させる薬剤としては，β遮断薬（βブロッカー）や非ステロイド性抗炎症薬（NSAIDs）が有名である．NSAIDsに関しては，シクロオキシゲナーゼ（COX）-2の選択性が高い薬剤や塩基性の薬剤は比較的安全に使用できる.
- βブロッカーの使用は基本的には避ける．ただし，喘息コントロールが良好で，かつβブロッカーの有用性が喘息コントロールを悪化させるリスクより著しく高い場合はその使用を考慮する．使用する際には，β_1選択性の高い薬剤を使用する.
- NSAIDsは喘息を悪化させる可能性があり，NSAIDs過敏喘息（アスピリン喘息）の患者には禁忌，それ以外の喘息患者に対しても慎重に投与する.
- 喘息患者には，COX-2の選択性の高いセレコキシブ（商品名：セレコックス）もしくは塩基性NSAIDsのチアラミド（商品名：ソランタール）が望ましい.
- 稀ではあるが，コハク酸エステルを持つステロイド注射薬が喘息を悪化させる可能性がある．特にNSAIDs過敏喘息（アスピリン喘息）の患者に多い.
- 喘息患者では，造影剤による重篤な副作用の発現率が喘息のない患者と比較して約10倍高い．特に，コントロール不良の患者，NSAIDs過敏喘息（アスピリン喘息）の患者において副作用の発現率が高くなる.

表6-1 喘息患者への使用を注意すべき薬剤

分 類	位置づけ	一般名（商品名）
βブロッカー（内服）	禁忌	カルテオロール（ミケラン），ピンドロール（カルビスケン），プロプラノロール（インデラル）など
	慎重投与	アテノロール（テノーミン），セリプロロール（セレクトール），メトプロロール（ロプレソール），ビソプロロール（メインテート）など
βブロッカー（点眼）	禁忌	カルテオロール（ミケラン），ニプラジロール（ハイパジール），レボブノロール（ミロル），チモロール（チモプトール）など
	慎重投与	ベタキソロール（ベトプティック）
非ステロイド性抗炎症薬（NSAIDs）	禁忌/慎重投与*1	アスピリン（バファリン），イブプロフェン（ブルフェン），ジクロフェナクナトリウム（ボルタレン），メフェナム酸（ポンタール），ロキソプロフェンナトリウム（ロキソニン）など
コハク酸エステル結合を有するステロイド		ヒドロコルチゾン（サクシゾン，ソル・コーテフ），プレドニゾロン（水溶性プレドニン），メチルプレドニゾロン（ソル・メドロール）

*1：NSAIDs過敏喘息（アスピリン喘息）患者に対しては禁忌．それ以外の喘息患者には慎重投与

http://www.radiology.jp/member_info/safty/20181115.html

- SABA，ICS，ICS＋LABA などの一部に乳糖が含まれており，非常に感受性の高い牛乳アレルギー患者では注意が必要である．また，ステロイド静注用製剤の一部にも乳糖が含まれる．

6-2　専門医紹介のタイミング

- 専門医へ紹介するタイミングは次のときである．
  - ・初期治療に反応がないために診断が困難な場合．
  - ・喘息の長期管理中に重症に対する治療を行っても良好な喘息コントロールが得られない場合．
  - ・増悪の繰り返しや重篤な急性増悪が起こった場合．
- 自院にて呼吸機能検査や FeNO 測定ができない場合もコントロール状態の客観的評価のために長期管理中に一度は紹介することが推奨される．
- 喘息を疑う症状があり，初期治療として中用量吸入ステロイド薬（ICS)/長時間作用性 β_2 刺激薬（LABA）配合剤に長時間作用性抗コリン薬（LAMA）やロイコトリエン受容体拮抗薬（LTRA）を使用しても全く臨床効果が得られない場合は，胸部エックス線に明らかな異常がなくても，気管支結核や気管（支）癌などの重篤な疾患の場合があるので専門医に紹介すべきである．
- 高用量 ICS/LABA での治療を行ってもコントロール不十分や不良の場合は，専門医で診断，併存症の診断治療，増悪因子回避の指導，服薬アドヒアランスの確認が必須であり，必要に応じて生物学的製剤や気管支熱形成術の適応となる．
- 増悪のために全身性ステロイド薬の使用が年に 4 回以上になると，骨粗鬆症，骨折，2 型糖尿病，肥満，高血圧などの発症リスクが高まり[1,2]，経口ステロイド薬（OCS）を常用すると死亡率も高くなる[3]．全身性ステロイド薬が必要となるような増悪が年 2 回以上ある場合は専門医に紹介すべきである．
- 急性増悪（発作）で「$SpO_2 \leqq 93\%$」の場合は，急性増悪（発作）の治療を行っても入院となる可能性が高いので，専門医に紹介すべきである．

表 6-2　専門医へ紹介するタイミング

初期治療の場合	・中用量 ICS/LABA を開始して 2 週間以上経過しても治療に反応が認められない場合．
治療経過中の場合	・高用量 ICS/LABA でもコントロール不十分・不良の場合． ・全身性ステロイド薬が必要となるような増悪が年 2 回以上ある場合． ・急性増悪で「$SpO_2 \leqq 93\%$」の場合． ・自院で呼吸機能検査（気道過敏性，気道可逆性試験）や FeNO 測定ができない場合も長期管理中に一度は紹介することが推奨される．

1) Sullivan PW, Ghushchyan VH, Globe G, et al. Oral corticosteroid exposure and adverse effects in asthmatic patients. J Allergy Clin Immunol. 2018; 141: 110-116.e7.
2) Price DB, Trudo F, Voorham J, et al. Adverse outcomes from initiation of systemic corticosteroids for asthma: long-term observational study. J Asthma Allergy. 2018; 11: 193-204.
3) Ekström M, Nwaru BI, Hasvold P, et al. Oral corticosteroid use, morbidity and mortality in asthma: A nationwide prospective cohort study in Sweden. Allergy. 2019; 74: 2181-2190.

6-3 専門医紹介時のひな型

- 専門医への紹介は,「喘息の診断」を確定し,「良好な喘息コントロールが得られる治療」を確立するためである.
- 特に,全身性ステロイド薬の投与を必要とするような増悪がある場合には専門医への紹介を検討すべきである.
- 治療の最適化,吸入指導,生物学的製剤の導入などが検討項目となる.
- その際,診療情報として**表 6-3** に示す項目について可能な限り記載する.

表 6-3 診療情報記載事項(◎は必須項目)

◎年齢・性別・BMI(身長・体重)
◎職業:職務内容を記載
◎喘息診断の経緯と経過
　発症年齢・罹病期間
　その上で,なぜ紹介したか,を記載
◎治療内容
　薬剤名,投与量・期間,治療効果
◎短時間作用性β_2刺激薬(SABA)
　使用頻度
◎増悪歴
　頻度・増悪時治療内容と反応性
◎喫煙歴
　何歳から1日○本・○年
　禁煙していれば禁煙後○年
　喫煙歴がない場合は,受動喫煙の有無を確認
◎ペット飼育の有無
　あれば,ペットの種類
○鼻炎・副鼻腔炎の有無
○他のアレルギー疾患の有無
　あれば,病名
○ NSAIDs 過敏症の有無
　NSAIDs 過敏喘息(通称・アスピリン喘息)の有無
○緑内障の有無
　あれば,開放型か閉塞型か
○その他の併存症の有無
○末梢血好酸球数
　治療前・治療経過
○呼気中一酸化窒素濃度(FeNO)データ
　治療前・治療経過
○スパイロメトリーデータ
　治療前・治療経過
○アレルギー検査データ

6-4　医療連携が可能な大学病院など

医療連携が可能な大学病院など主な病院を紹介する.

施設名	郵便番号	住所
北海道大学病院	060-8638	札幌市北区北 15 条西 7
札幌医科大学附属病院	060-8543	札幌市中央区南 1 条西 16 丁目 291
旭川医科大学病院	078-8510	旭川市緑が丘東 2 条 1-1-1
弘前大学医学部附属病院	036-8563	弘前市本町 53
岩手医科大学附属病院	028-3695	紫波郡矢巾町医大通 2-1-1
東北大学病院	980-8574	仙台市青葉区星陵町 1-1
東北医科薬科大学病院	983-8512	仙台市宮城野区福室 1-12-1
秋田大学医学部附属病院	010-8543	秋田市広面字蓮沼 44-2
山形大学医学部附属病院	990-2331	山形市飯田西 2-2-2
福島県立医科大学附属病院	960-1295	福島市光が丘 1
筑波大学附属病院	305-8576	つくば市天久保 2-1-1
獨協医科大学病院	321-0293	下都賀郡壬生町大字北小林 880
自治医科大学附属病院	329-0498	下野市薬師寺 3311-1
群馬大学医学部附属病院	371-8511	前橋市昭和町 3-39-15
埼玉医科大学病院	350-0495	入間郡毛呂山町毛呂本郷 38
獨協医科大学埼玉医療センター	343-8555	越谷市南越谷 2-1-50
防衛医科大学校病院	359-8513	所沢市並木 3-2
千葉大学医学部附属病院	260-8677	千葉市中央区亥鼻 1-8-1
東京慈恵会医科大学附属柏病院	277-8567	柏市柏下 163-1
国際医療福祉大学成田病院	286-8520	成田市畑ヶ田 852
東邦大学医療センター佐倉病院	285-8741	佐倉市下志津 564-1
順天堂大学医学部附属浦安病院	279-0021	浦安市富岡 2-1-1
国際医療福祉大学市川病院	272-0827	市川市国府台 6-1-14
帝京大学ちば総合医療センター	299-0111	市原市姉崎 3426-3
国立国際医療研究センター病院	162-8655	新宿区戸山 1-21-1
東京大学医学部附属病院	113-8655	文京区本郷 7-3-1
東京女子医科大学病院	162-8666	新宿区河田町 8-1
国立病院機構東京病院	204-8585	清瀬市竹丘 3-1-1

施設名	郵便番号	住所
慶應義塾大学病院	160-8582	新宿区信濃町 35
東京医科歯科大学病院	113-8519	文京区湯島 1-5-45
東京慈恵会医科大学附属病院	105-8471	港区西新橋 3-19-18
順天堂大学医学部附属順天堂医院	113-8421	文京区本郷 2-2-1
日本大学医学部附属板橋病院	173-8610	板橋区大谷口上町 30-1
虎の門病院	105-8470	港区虎ノ門 2-2-2
東京医科大学八王子医療センター	193-0998	八王子市館町 1163
昭和大学病院	142-8666	品川区旗の台 1-5-8
昭和大学江東豊洲病院	135-8577	江東区豊洲 5-1-38
国立成育医療研究センター	157-8535	世田谷区大蔵 2-10-1
帝京大学医学部附属病院	173-8606	板橋区加賀 2-11-1
東邦大学医療センター大森病院	143-8541	大田区大森西 6-11-1
東京医科大学病院	160-0023	新宿区西新宿 6-7-1
東邦大学医療センター大橋病院	153-8515	目黒区大橋 2-22-36
日本赤十字社医療センター	150-8935	渋谷区広尾 4-1-22
東海大学医学部付属八王子病院	192-0032	八王子市石川町 1838
北里大学北里研究所病院	108-8642	港区白金 5-9-1
日本医科大学付属病院	113-8603	文京区千駄木 1-1-5
東京慈恵会医科大学附属第三病院	201-8601	狛江市和泉本町 4-11-1
杏林大学医学部付属病院	181-8611	三鷹市新川 6-20-2
山王病院	107-0052	港区赤坂 8-10-16
東海大学医学部付属病院	259-1193	伊勢原市下糟屋 143
北里大学病院	252-0375	相模原市南区北里 1-15-1
聖マリアンナ医科大学病院	216-8511	川崎市宮前区菅生 2-16-1
国立病院機構相模原病院	252-0392	相模原市南区桜台 18-1
聖マリアンナ医科大学横浜市西部病院	241-0811	横浜市旭区矢指町 1197-1
昭和大学横浜市北部病院	224-8503	横浜市都筑区茅ヶ崎中央 35-1

施設名	郵便番号	住所
横浜市立大学附属市民総合医療センター	232-0024	横浜市南区浦舟町 4-57
横浜市立大学附属病院	236-0004	横浜市金沢区福浦 3-9
帝京大学医学部附属溝口病院	213-8507	川崎市高津区二子 5-1-1
東海大学医学部付属大磯病院	259-0198	中郡大磯町月京 21-1
新潟大学医歯学総合病院	951-8520	新潟市中央区旭町通一番町 754
金沢医科大学氷見市民病院	935-8531	氷見市鞍川 1130
富山大学附属病院	930-0194	富山市杉谷 2630
金沢医科大学病院	920-0293	河北郡内灘町大学 1-1
金沢大学附属病院	920-8641	金沢市宝町 13-1
福井大学医学部附属病院	910-1193	吉田郡永平寺町松岡下合月 23-3
福井赤十字病院	918-8501	福井市月見 2-4-1
信州大学医学部附属病院	390-8621	松本市旭 3-1-1
浜松医科大学医学部附属病院	431-3192	浜松市東区半田山 1-20-1
国際医療福祉大学熱海病院	413-0012	熱海市東海岸町 13-1
愛知医科大学病院	480-1195	長久手市岩作雁又 1-1
藤田医科大学病院	470-1192	豊明市沓掛町田楽ヶ窪 1-98
名古屋市立大学病院	467-8602	名古屋市瑞穂区瑞穂町字川澄 1
名古屋市立大学医学部附属西部医療センター	462-8508	名古屋市北区平手町 1-1-1
名古屋市立大学医学部附属東部医療センター	464-8547	名古屋市千種区若水 1-2-23
藤田医科大学ばんたね病院	454-8509	名古屋市中川区尾頭橋 3-6-10
名古屋大学医学部附属病院	466-8560	名古屋市昭和区鶴舞町 65
三重大学医学部附属病院	514-8507	津市江戸橋 2-174
国立病院機構三重病院	514-0125	津市大里窪田町 357
滋賀医科大学医学部附属病院	520-2192	大津市瀬田月輪町
京都府立医科大学附属病院	602-8566	京都市上京区河原町通広小路上る梶井町 465
京都大学医学部附属病院	606-8507	京都市左京区聖護院川原町 54
大阪公立大学医学部附属病院	545-8586	大阪市阿倍野区旭町 1-5-7
大阪医科薬科大学病院	569-8686	高槻市大学町 2-7
近畿大学病院	589-8511	大阪狭山市大野東 377-2
関西医科大学附属病院	573-1191	枚方市新町 2-3-1
関西医科大学総合医療センター	570-8507	守口市文園町 10-15
大阪大学医学部附属病院	565-0871	吹田市山田丘 2-15
兵庫医科大学病院	663-8501	西宮市武庫川町 1-1
神戸大学医学部附属病院	650-0017	神戸市中央区楠町 7-5-2
近畿大学奈良病院	630-0293	生駒市乙田町 1248-1
奈良県立医科大学附属病院	634-8521	橿原市四条町 840
和歌山県立医科大学附属病院	641-8510	和歌山市紀三井寺 811-1
鳥取大学医学部附属病院	683-8504	米子市西町 36-1
島根大学医学部附属病院	693-8501	出雲市塩冶町 89-1
川崎医科大学附属病院	701-0192	倉敷市松島 577
川崎医科大学総合医療センター	700-8505	岡山市北区中山下 2-6-1
岡山大学病院	700-8558	岡山市北区鹿田町 2-5-1
広島大学病院	734-8551	広島市南区霞 1-2-3
山口大学医学部附属病院	755-8505	宇部市南小串 1-1-1
徳島大学病院	770-8503	徳島市蔵本町 2-50-1
香川大学医学部附属病院	761-0793	木田郡三木町池戸 1750-1
愛媛大学医学部附属病院	791-0295	東温市志津川 454
高知大学医学部附属病院	783-8505	南国市岡豊町小蓮 185-1
九州大学病院	812-8582	福岡市東区馬出 3-1-1
福岡大学病院	814-0180	福岡市城南区七隈 7-45-1
福岡大学筑紫病院	818-8502	筑紫野市俗明院 1-1-1
産業医科大学病院	807-8555	北九州市八幡西区医生ケ丘 1-1
久留米大学病院	830-0011	久留米市旭町 67
佐賀大学医学部附属病院	849-8501	佐賀市鍋島 5-1-1
長崎大学病院	852-8501	長崎市坂本 1-7-1
熊本大学病院	860-8556	熊本市中央区本荘 1-1-1
大分大学医学部附属病院	879-5593	由布市挾間町医大ヶ丘 1-1
宮崎大学医学部附属病院	889-1692	宮崎市清武町木原 5200
鹿児島大学病院	890-8520	鹿児島市桜ケ丘 8-35-1
琉球大学病院	903-0215	中頭郡西原町字上原 207

6-5　喘息に関するWeb情報

一般社団法人日本喘息学会（https://jasweb.or.jp）

喘息患者のおよそ70～80%は完全にコントロールされていないという調査結果があり，喘息診療のより広い普及・啓発を目指して2020年に設立された．Webサイトでは『ホー吸入』などを動画で解説している．

〒101-0043　東京都千代田区神田富山町21　神田FKビル6階
FAX：03-6381-1958/E-mail：info@jasweb.or.jp

一般社団法人日本アレルギー学会（https://www.jsaweb.jp）

広くアレルギーの介在している疾患を対象疾患として取り組み，アレルギー専門医の育成と認定を行っている．年に1回，学術大会と総合アレルギー講習会を開催しており，学術大会では同時に市民公開講座も開催している．

〒110-0005　東京都台東区上野1-13-3　MYビル4階
Tel：03-5807-1701/Fax：03-5807-1702/E-mail：info@jsaweb.jp

一般社団法人日本呼吸器学会（https://www.jrs.or.jp）

新型コロナウイルス感染症などの感染性呼吸器疾患，COPDなどの気道閉塞性疾患，喘息などのアレルギー性肺疾患をはじめ，あらゆる呼吸器疾患の情報を提供している．5月9日を「呼吸の日」，8月1日を「肺の日」と定めて啓発活動を進めている．

〒113-0033　東京都文京区本郷3-28-8　日内会館7階
Tel：03-5805-3553/FAX：03-5805-3554/E-mail：info@jrs.or.jp

一般社団法人日本小児アレルギー学会（https://www.jspaci.jp）

子どもたちがアレルギーを克服することをサポートする臨床医や研究者を育成している．学術大会を年に1回開催し，同時に市民公開講座も開催している．Webサイトからは災害時の対応のパンフレットなどがダウンロードできる．

〒110-0005　東京都台東区上野1-13-3　MYビル4階
Tel：03-6806-0203/Fax：03-6806-0204/E-mail：info@jspaci.jp

公益財団法人日本アレルギー協会（https://www.jaanet.org）

「アレルギー疾患の克服」のための研究・調査や啓発・指導を行っている．毎年「アレルギー週間」（2月20日を中心）を定めて，全国の各支部で患者向け研修会などを開催している．

〒102-0074　東京都千代田区九段南4-1-8　第二小磯ビル2階
Tel：03-3222-3437/Fax：03-3222-3438/E-mail：office@jaanet.org

独立行政法人環境再生保全機構（https://www.erca.go.jp/yobou/zensoku/index.html）

喘息やCOPD，大気汚染などの情報を提供している．吸入手技解説のDVD作成や動画（総監修：東田有智，企画・編集：堀口高彦，近藤りえ子）を提供している．

〒212-8554　神奈川県川崎市幸区大宮町1310番　ミューザ川崎セントラルタワー
Tel：044-520-9501/Fax：044-520-2131/E-mail：erca@erca.go.jp

喘息診療実践ガイドライン 2022

2022年7月16日　第1版第1刷発行
　　　10月 7日　　　　第2刷発行

■監修　相良博典／東田有智

■作成　一般社団法人日本喘息学会

■編集・制作・発売　株式会社協和企画
〒170-8630　東京都豊島区東池袋 3-1-3
https://www.kk-kyowa.co.jp/
※お問い合わせは上記 Web サイトの《お問い合わせフォーム》からお願いします。

■印刷　株式会社アイワード

ISBN978-4-87794-221-2　C3047　￥2200E
定価：2,420円（本体 2,200円+税 10%）